SPSSで学ぶ医療系多変量データ解析 第2版

対馬 栄輝 ●著

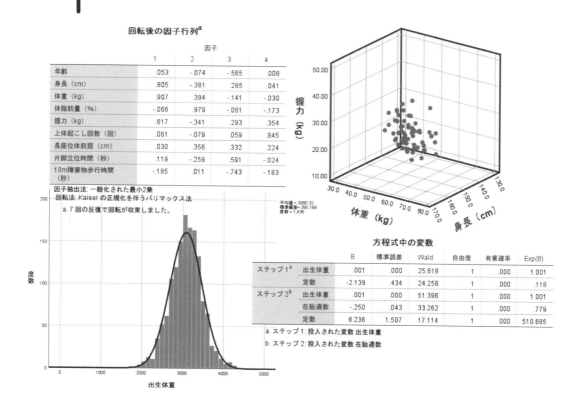

東京図書

◆本書では，IBM SPSS statistics 25 を使用しています（一部オプションを使用）．

これらの製品に関する問い合わせ先：

〒103-8510　東京都中央区日本橋箱崎町 19-21

日本アイ・ビー・エム株式会社　クラウド事業本部 SPSS 営業部

Tel: 03-5643-5500

Fax: 03-3662-7461

URL http://www.ibm.com/analytics/jp/ja/technology/spss/

- SPSS の使用において，Advanced Statistics オプションや，Regression オプション，Exact tests オプションなどが必要になる場合があります．
- ただし，本書で扱っている分析のほとんどは，SPSS の少し前のバージョンでも十分に分析が可能です（ウィンドウ画面や出力表示などでいくらか異なる点があります）．
- この本で扱っているデータは，東京図書 Web サイト (http://www.tokyo-tosho.co.jp) のこの本の紹介ページ，および著者の Web サイト (http://home.hirosaki-u.ac.jp/pteiki/text/medicalmultispss/) からダウンロードすることができます．

[R]〈日本複製権センター委託出版物〉

本書を無断で複写複製（コピー）することは，著作権法上の例外を除き，禁じられています．本書をコピーされる場合は，事前に日本複製権センター（電話：03-3401-2382）の許諾を受けてください．

第2版刊行にあたって

『SPSSで学ぶ医療系データ解析 第2版』(対馬栄輝著, 東京図書, 2016)とともに, 前刊の『SPSSで学ぶ医療系多変量データ解析』(対馬栄輝著, 東京図書, 2008)は, たくさんの方に好評を頂いておりました.

この度, SPSSのバージョンアップに合わせて, 内容を少し変更しました. 前刊の2008年から10年経過しての第2版となりましたが, 多変量解析の手法もいろいろと使われるようになってきました. しかし, 本書で紹介している手法に限っては, 特に変化する内容はありませんでしたので, 大幅修正には至りませんでした. SPSSは年1回程度のバージョンアップをしていますが, ボタンの配置やメニューのデザインが変わっても基本的には同じですので, 古いバージョンのSPSSでも本書は役に立つと思います.

多変量解析は, 臨床研究で多用されるようになってきましたが, とにかく結果だけわかれば良いという慣習は薄まってきているように思えます. 本書では特別詳細に記していませんが, 事前にデータの相互関係を見るためにグラフを描いて観察することや解析終了後も, 本当に関係はあるのかなど, グラフを利用して観察する手順は省略できません. 結果の出力にだけこだわらずに, ぜひグラフで確認する癖を付けて頂ければと思います.

本書の重回帰分析については理論が確立しており, 紹介した手順は妥当な方法であると思います. 独立変数を選択するためのステップワイズ法は非常に便利な方法ですが, あくまで数理的な判断で選択される以上, 現実とは食い違う場面もあります. こうした理由で, ステップワイズ法の否定意見も出てきていますが, 初学者はそれ以外の方法を遂行できるかといわれると不可能に近いでしょう. 理論は理論, 現実は現実なのですが, どうしたらよいかわからない初学者にとっては, できるだけ簡単で間違いなく, 客観的な解析ができるように構成しています.

なお, まだ明確な指標が提案されていない因子分析や比例ハザード分析の部分では, 理論はもとより著者もいろいろと調べた結果をもとに解説しています. 現状では最善の方法かもしれませんが, 学術団体の考え方によっては意見の異なる部分があるかもしれません.

できるだけ多様化するニーズに合わせて，本書も内容を拡張する考えもあったのですが，やはりこれらの手法は基本であり，まずは本書で挙げた手法を一通りできるようになることが基本かと思います．機会があればこれ以外の手法についても，紹介できるときが来ればよいかと思います．

　今シーズン冬季の東京都心では，48年ぶりの寒さ，4年ぶりの積雪，日本全国が冷え込むというニュースが連日放送されていますが，我が青森県弘前市ではときおり大雪になるものの，それほど積雪量は多くありません．統計上は東北地方日本海側も大雪ということですが，実際にはそうではないところもあるということです．統計解析は客観的一般化をするには便利ですが，個別化には別の見かたが必要になると思います．そうした見かたも多変量解析の長点です．ぜひ多変量解析の手法を身につけていただいて，複雑多岐にわたる臨床現象の役に立てていただければ幸いと願っております．

　末筆ながら，発行に関しては東京図書株式会社編集部の松井 誠氏の多大なるご協力を頂きました．この場を借りて深謝申しあげます．

2018年2月

対馬栄輝

序

　前刊の『SPSSで学ぶ医療系データ解析』(対馬栄輝著,東京図書,2007)では統計解析の基本的な手法に重点を置いていましたので,多変量解析については分散分析と重回帰分析,多重ロジスティック回帰分析のみ,簡単に解説していました.

　医学に限らず,複雑化する現象から得られたデータを捉えるためには多変量解析の手法も必要となります.こうしたことから当初より,多変量解析を中心に解説した続刊も構想としてもっていました.

　多変量解析は,さまざまな分野で多用されています.最近では良い本と良い統計ソフトが簡単に入手できるので,本書に盛りこんだ程度の解析も難なくできるようになっています.にも関わらず,頻繁に質問を受けるのはなぜかと考えていました.私自身も多変量解析を使うことから統計解析を始めた経緯がありますので,初学者にとって理解の苦労は半端ではないこともわかっています.私は,結果的に理論の理解(専門的にではありませんが)に踏みこんでいますが,誰もがその道をたどるとは考えられません.

　統計解析は数値を扱いますので,初学者は,「解析結果を明確に判断しないといけない」という気持ちがあるようです.とにかく「出力された数値が,どの値だったら,どう判断するべきか?」という質問が多いのです.もっとも,判断基準が明示されていない書籍が多いのには理由があります.統計解析はそもそも推定という灰色の結論しか出せませんので,それを厳密に判断するのは,理論を知るほど難しいのがわかります.研究の内容やデータの質によって,判断基準も変わるということを考慮すると,はっきりとした結論はいえないのです.

　そうした現状でありながら,本書では他の書籍にはあまり書かれていない判断基準をできるかぎり明示し,「この場合はこのようにする」といった記載を心がけました.ある程度思い切った表現をしている本書は,他書と矛盾する部分もあるかもしれません(できるかぎり,そうならないようにいろいろと他書を模索しましたが).しかし,「統計学の」本質を考慮すれば,必ずしも本書が間違っているとはいい切れないことも留意しておいていただきたいと思っています.

多変量解析を行う前に SPSS でデータを加工する作業などは大変煩雑ですので，解説を省こうかとも悩みましたが，ある程度は記載しておきました．SPSS の基本操作についてはほんとうに簡単な解説に止まっていますので，別のマニュアル的な書籍を購入されますことをお勧めします．

本書は第 1 章の基礎的事項から始まっていますが，面倒な理論は飛ばしてデータ解析を行いたいなら，第 2 章以降から読み進めてもらったほうがよいと思います．また各手法は第 13 章の正準相関分析を除いて"解析のしくみ"と"解析の実践"の 2 章構成となっていますので，さきに"解析の実践"の章だけを読み，用語がわからないときは各"解析のしくみ"の章を見るというのがてっとり早いと思います．ときおり面倒な数式の記述がありますが，すべて読み飛ばしても解析を行う上では問題がありません．

本書で用いるデータ一式は，東京図書 web の本書紹介ページか著者の Web ページに掲載していますので，あらかじめダウンロードしておいてください（URL は次頁を参照）．また，SPSS に関する情報は，SPSS ホームページ http://www-01.ibm.com/software/jp/analytics/spss/[†1] を参照すれば商品概要，サンプルデータのダウンロードなど，いろいろな情報が入手できます．

末筆ながら，著者にも増して誤字・脱字のチェックにご尽力いただいた石田水里氏に感謝申しあげます．発行に関しては前刊同様，東京図書編集部の則松直樹氏のご協力があってこそのもので，さまざまな面でご尽力いただいたことに深謝申しあげます．

2008 年 9 月

対馬栄輝

[†1] 現在は，日本アイ・ビー・エム株式会社 http://www.ibm.com/analytics/jp/ja/technology/spss/ を参照ください．

●本書を読む上で必要なもの

　本書は，読者がパソコン用統計解析ソフト SPSS を利用可能な環境にあることを前提としている．バージョンは 25 for Windows を使用している．これ以外のバージョンではボタンの位置やメニューまたは出力の構成が異なることもあるが，用語やコマンドなどはほぼ同一なので解析上は支障がないはずである．

　本書で例題として挙げるデータは，著者の Web サイト

　　　　　　　http://personal.hs.hirosaki-u.ac.jp/~pteiki/research/stat2/text.html

および東京図書 Web サイト (http://www.tokyo-tosho.co.jp) のこの本の紹介ページからダウンロード可能である．本書を活用するためには，事前にデータをダウンロードしておかなければならない．

●本書の構成

　第 3 章から第 12 章は，1 つの手法について 2 章構成になっている．はじめの章では簡単な理論と関連する統計量の意味を述べ，あとの章では SPSS による解析の具体的手順，注意事項について書いてある．

　検定や解析結果の読み方については，一般的に用いられている有意水準 $p = 0.05$ または有意水準 $p = 0.01$ を前提としている．図中の解説のところでも，最低限有意と判定される基準の $p < 0.05$ で記載した．

●追加の記載事項

　本書では，以下のような項を設けて補足している．

●実践のポイント●

各統計量の判断基準や意味について，実際の解析上で，必要最低限の要点を述べた．

♠ 補足 ♠

この項は，専門的な内容について補足的な事項を述べてある．データ解析の実務的な面ではとくに理解しなくともよい部分であるため，理解しにくいときは理解する必要はない．

《知識》

データ解析を行う立場から，ぜひ知っておいたほうがよいという事項を挙げた．

SPSSで学ぶ医療系多変量データ解析●目次

　第2版刊行にあたって ………………………………………………………… iii
　序 ……………………………………………………………………………… v

第1章●基礎事項　　1

§1.1　データとは ……………………………………………………………… 1
§1.2　データの尺度 …………………………………………………………… 2
　　1.2.1　名義尺度 …………………………………………………………… 2
　　1.2.2　順序尺度 …………………………………………………………… 3
　　1.2.3　間隔尺度 …………………………………………………………… 3
　　1.2.4　比率尺度 …………………………………………………………… 3
　　1.2.5　尺度の扱い方 ……………………………………………………… 3
§1.3　標本と母集団 …………………………………………………………… 4
§1.4　データ縮約のための記述統計量 ……………………………………… 5
　　1.4.1　データの代表的な値——代表値 ………………………………… 5
　　1.4.2　ばらつきを表すもの——散布度 ………………………………… 6
§1.5　正規分布 ………………………………………………………………… 9
§1.6　データの尺度・分布による記述統計量 ……………………………… 10
§1.7　信頼区間（区間推定） ………………………………………………… 12
§1.8　統計的検定 ……………………………………………………………… 14
　　1.8.1　統計的仮説とは …………………………………………………… 14
　　1.8.2　統計的「有意」とは ……………………………………………… 15
　　1.8.3　第Ⅰ種の誤り，第Ⅱ種の誤り …………………………………… 17
§1.9　標本分布 ………………………………………………………………… 17
§1.10　パラメトリック検定とノンパラメトリック検定 ………………… 19
　　1.10.1　パラメトリック検定 …………………………………………… 19
　　1.10.2　ノンパラメトリック検定 ……………………………………… 19
§1.11　SPSSによる正規分布の確認 ………………………………………… 20
§1.12　SPSSによる記述統計量の求め方 …………………………………… 22

第2章●多変量解析の選択　　25

§2.1　多変量解析とは ………………………………………………………… 25
§2.2　多変量解析の選択方法 ………………………………………………… 27
　　2.2.1　yとxを決める ………………………………………………… 27

目次　ix

　　　2.2.2　特定の変数に対する影響度をみたい ･････････････････････ 27
　　　2.2.3　複数の変数の相互関係を知りたい ･･････････････････････ 27
　§2.3　重回帰分析 ･･･ 28
　§2.4　判別分析と多重ロジスティック回帰分析 ････････････････････ 30
　§2.5　主成分分析 ･･･ 31
　§2.6　因子分析 ･･･ 33
　§2.7　比例ハザード分析 ･･･････････････････････････････････････ 35
　§2.8　正準相関分析 ･･･ 36
　§2.9　その他の手法 ･･･ 38
　　　2.9.1　林式数量化理論 ････････････････････････････････････ 38
　　　2.9.2　分散分析 ･･ 38
　　　2.9.3　その他の手法 ･･････････････････････････････････････ 38
　§2.10　SPSSによるデータ操作の解説 ････････････････････････････ 39

第3章●重回帰分析のしくみ ････････････････････････ 41

　§3.1　重回帰分析とは ･･･ 41
　§3.2　重回帰分析の手順 ･･･････････････････････････････････････ 44
　§3.3　独立変数の選択 ･･･ 44
　§3.4　重回帰式の有意性を判定する指標 ･･････････････････････････ 48
　　　3.4.1　分散分析表 ･･ 48
　　　3.4.2　偏回帰係数 ･･ 48
　　　3.4.3　偏相関係数 ･･ 49
　§3.5　重回帰式の適合度を評価する指標 ･･････････････････････････ 49
　　　3.5.1　重相関係数 ･･ 49
　　　3.5.2　決定係数 ･･ 50
　　　3.5.3　自由度調整済み重相関係数・決定係数 ･･････････････････ 50
　　　3.5.4　赤池の情報量規準 ･･････････････････････････････････ 51
　　　3.5.5　マローズの C_p ･･････････････････････････････････････ 51
　　　3.5.6　最終予測誤差 ･･････････････････････････････････････ 52
　§3.6　残差の分析 ･･･ 52
　　　3.6.1　観察による残差の確認 ･･････････････････････････････ 53
　　　3.6.2　ダービン・ワトソン比 ･･････････････････････････････ 53
　§3.7　独立変数における影響の大きい値の確認 ････････････････････ 54
　　　3.7.1　マハラノビスの距離・てこ比 ････････････････････････ 55
　　　3.7.2　クック統計量 ･･････････････････････････････････････ 55

3.7.3　マハラノビスの距離，てこ比，クック統計量の特徴 ･････････････････ 55
　　　3.7.4　その他の指標 ･･ 55

第4章●重回帰分析の実際 ･･ 57

　§4.1　事前準備 ･･ 57
　　　4.1.1　独立変数に名義尺度のデータがあるとき ････････････････････････ 57
　　　4.1.2　多重共線性 ･･･ 60
　　　4.1.3　標本の大きさと独立変数の数 ･･････････････････････････････････ 61
　　　4.1.4　交互作用項 ･･･ 62
　　　4.1.5　変数変換 ･･･ 62
　§4.2　SPSSによる事前準備の手順 ･･ 65
　　　4.2.1　名義尺度，順序尺度のデータは存在しないか？ ･･････････････････ 65
　　　4.2.2　多重共線性はないか？ ･･ 66
　　　4.2.3　正規分布から極端に逸脱した変数はないか？ ････････････････････ 66
　　　4.2.4　交互作用項・変数変換 ･･ 67
　§4.3　SPSSによるダミー変数化 ･･ 67
　§4.4　SPSSによる相関行列表の作成 ･･････････････････････････････････････ 70
　§4.5　SPSSによるヒストグラムの作成 ････････････････････････････････････ 73
　§4.6　SPSSによる変数変換 ･･ 75
　§4.7　解析を進めるうえでの留意点 ･･････････････････････････････････････ 77
　§4.8　SPSSによる重回帰分析 ･･ 78
　§4.9　重回帰分析の結果の評価 ･･ 80
　§4.10　適合度の評価 ･･ 83
　　　4.10.1　適合度 ･･ 83
　　　4.10.2　残差の分析 ･･ 85
　　　4.10.3　残差の作図 ･･ 88
　　　4.10.4　ダミー変数を使った解析例 ････････････････････････････････････ 91
　§4.11　レポート・論文への記載 ･･ 92
　§4.12　偏回帰係数と相関係数の関係 ･･････････････････････････････････････ 93

第5章●多重ロジスティック回帰分析のしくみ ････････････････････････ 95

　§5.1　多重ロジスティック回帰分析とは ･･････････････････････････････････ 95
　§5.2　多重ロジスティック回帰分析の手順 ････････････････････････････････ 100
　§5.3　変数選択の方法 ･･ 100
　　　5.3.1　尤度比検定 ･･･ 101

　　　　5.3.2　ワルド検定 101
§5.4　多重ロジスティック回帰分析の有意性を判定する指標 101
　　　　5.4.1　回帰式の要約 101
　　　　5.4.2　係数・オッズ比 102
§5.5　回帰式の適合度指標 104
　　　　5.5.1　ホスマー・レメショウの適合度検定 104
　　　　5.5.2　分割表 104
　　　　5.5.3　ピアソン残差 105
§5.6　残差の評価 105

第6章●多重ロジスティック回帰分析の実際 107

§6.1　事前準備 107
　　　　6.1.1　名義尺度データのダミー変数化 107
　　　　6.1.2　順序尺度データに対するオッズ比の自然対数の確認 108
　　　　6.1.3　間隔・比率尺度データに対するオッズ比の自然対数の確認 ... 111
　　　　6.1.4　多重共線性 112
　　　　6.1.5　標本の大きさと独立変数の数 112
　　　　6.1.6　交互作用項 112
§6.2　SPSSによる事前準備の手順 113
　　　　6.2.1　データの尺度 113
　　　　6.2.2　正規分布から極端に逸脱した変数はないか？ 113
　　　　6.2.3　多重共線性 113
§6.3　間隔・比率尺度のデータを順序尺度データに変更する 114
§6.4　ヒストグラムの出力 116
§6.5　散布図行列の作成 117
§6.6　SPSSによる分割表と連関係数 118
§6.7　解析を進めるうえでの留意点 121
§6.8　SPSSによる多重ロジスティック回帰 123
§6.9　多重ロジスティック回帰分析の結果の評価 126
§6.10　適合度の評価 131
　　　　6.10.1　回帰式構築の再確認 131
　　　　6.10.2　残差の確認 131
§6.11　レポート・論文への記載 133

第7章 ● 主成分分析のしくみ　　135

§7.1　主成分分析とは　　135
§7.2　主成分分析の手順　　138
§7.3　主成分分析により得られる情報　　139
　7.3.1　共通性　　139
　7.3.2　固有値と寄与率　　139
　7.3.3　主成分負荷量　　141
　7.3.4　主成分得点　　143
§7.4　その他の判定基準　　143
　7.4.1　カイザー・マイヤー・オルキンの標本妥当性　　143
　7.4.2　バートレットの球面性検定　　143
　7.4.3　主成分の数の決め方　　144

第8章 ● 主成分分析の実際　　145

§8.1　事前準備　　146
　8.1.1　変数に名義尺度のデータがあるとき　　146
　8.1.2　標本の大きさと独立変数の数　　146
　8.1.3　変数変換　　146
§8.2　シンタックスコマンドを用いたダミー変数への変更方法　　146
§8.3　解析を進めるうえでの留意点　　150
§8.4　SPSSによる事前準備の手順　　151
　8.4.1　名義尺度，順序尺度のデータは存在しないか？　　151
　8.4.2　正規分布から極端に逸脱した変数はないか？　　151
　8.4.3　相関行列表の確認　　152
§8.5　SPSSによる主成分分析　　154
§8.6　主成分分析の結果の評価　　156
§8.7　レポート・論文への記載　　162
§8.8　主成分分析の性質——シミュレーション　　163

第9章 ● 因子分析のしくみ　　165

§9.1　因子分析とは　　165
§9.2　因子分析の手順　　168
§9.3　因子負荷量（初期解）の推定　　169
§9.4　因子の回転　　170
　9.4.1　直交回転　　171

9.4.2　斜交回転 ・・ 171
　§9.5　因子分析により得られる情報 ・・・・・・・・・・・・・・・・・・・・・・・・・・・ 173
　　　9.5.1　共通性 ・・ 173
　　　9.5.2　固有値 ・・ 173
　　　9.5.3　因子の数の決め方 ・・・・・・・・・・・・・・・・・・・・・・・・・・・・・・・・・ 174
　　　9.5.4　因子負荷量 ・・・・・・・・・・・・・・・・・・・・・・・・・・・・・・・・・・・・・・・ 175
　　　9.5.5　因子得点 ・・・ 176
　§9.6　その他の情報量 ・・・・・・・・・・・・・・・・・・・・・・・・・・・・・・・・・・・・・・・ 176
　　　9.6.1　KMO測度 ・・ 176
　　　9.6.2　バートレットの球面性検定 ・・・・・・・・・・・・・・・・・・・・・・・・・ 176

第10章●因子分析の実際 ・・・・・・・・・・・・・・・・・・・・・・・・・177
　§10.1　事前準備 ・・ 178
　　　10.1.1　変数に名義尺度や順序尺度のデータがあるとき ・・・・・・・ 178
　　　10.1.2　相関係数の観察 ・・・・・・・・・・・・・・・・・・・・・・・・・・・・・・・・・ 181
　　　10.1.3　変数変換 ・・・・・・・・・・・・・・・・・・・・・・・・・・・・・・・・・・・・・・ 182
　　　10.1.4　標本の大きさと独立変数の数 ・・・・・・・・・・・・・・・・・・・・ 182
　§10.2　解析を進めるうえでの留意点 ・・・・・・・・・・・・・・・・・・・・・・・・・・ 182
　§10.3　SPSSによる事前準備の手順 ・・・・・・・・・・・・・・・・・・・・・・・・・・ 182
　　　10.3.1　名義尺度，順序尺度のデータは存在しないか？ ・・・・・ 183
　　　10.3.2　正規分布から極端に逸脱した変数はないか？ ・・・・・・・ 183
　§10.4　SPSSによる因子分析 ・・・・・・・・・・・・・・・・・・・・・・・・・・・・・・・・ 183
　§10.5　因子分析の結果の評価 ・・・・・・・・・・・・・・・・・・・・・・・・・・・・・・・ 186
　§10.6　レポート・論文への記載 ・・・・・・・・・・・・・・・・・・・・・・・・・・・・・ 192
　§10.7　再解析の検討 ・・・・・・・・・・・・・・・・・・・・・・・・・・・・・・・・・・・・・・・ 193
　§10.8　因子分析と主成分分析 ・・・・・・・・・・・・・・・・・・・・・・・・・・・・・・・ 196

第11章●比例ハザード分析のしくみ ・・・・・・・・・・・・・・・・・199
　§11.1　比例ハザード分析とは ・・・・・・・・・・・・・・・・・・・・・・・・・・・・・・・ 199
　§11.2　比例ハザード分析の手順 ・・・・・・・・・・・・・・・・・・・・・・・・・・・・・ 202
　§11.3　変数選択の方法 ・・・・・・・・・・・・・・・・・・・・・・・・・・・・・・・・・・・・・ 202
　§11.4　比例ハザード分析の有意性を判定する指標 ・・・・・・・・・・・・・ 203
　　　11.4.1　回帰式の要約 ・・・・・・・・・・・・・・・・・・・・・・・・・・・・・・・・・・ 203
　　　11.4.2　係数・ハザード比 ・・・・・・・・・・・・・・・・・・・・・・・・・・・・・・ 203
　§11.5　回帰式の適合度指標 ・・・・・・・・・・・・・・・・・・・・・・・・・・・・・・・・・ 204

11.5.1　ハザード比の一定性 ･････････････････････････････････････ 204
　　　11.5.2　時間依存の共変量 ･･ 204
　　　11.5.3　DfBeta ･･ 204

第12章 ● 比例ハザード分析の実際 ･･････････････････････････ 205

　§12.1　SPSSによる事前準備の手順 ････････････････････････････････ 206
　　　12.1.1　名義尺度データのダミー変数化 ････････････････････････････ 206
　　　12.1.2　多重共線性 ･･･ 206
　　　12.1.3　標本の大きさと独立変数の数 ･･････････････････････････････ 206
　　　12.1.4　交互作用項 ･･･ 206
　§12.2　SPSSによる事前準備の手順 ････････････････････････････････ 207
　　　12.2.1　データの尺度 ･･･ 207
　　　12.2.2　正規分布から極端に逸脱した変数はないか？ ････････････････ 207
　　　12.2.3　多重共線性の確認 ･･･ 208
　§12.3　SPSSによる箱ひげ図の作成 ･････････････････････････････････ 210
　§12.4　解析を進めるうえでの留意点 ･･･････････････････････････････ 211
　　　12.4.1　独立変数が多いとき ･･･････････････････････････････････････ 211
　　　12.4.2　因果関係を明確に仮定しておく ････････････････････････････ 212
　　　12.4.3　変数増加法と減少法を混在させないように ･･････････････････ 212
　§12.5　SPSSによる比例ハザード分析 ･･･････････････････････････････ 212
　§12.6　比例ハザード分析の結果の評価 ･･･････････････････････････ 215
　§12.7　適合度の評価 ･･･ 217
　　　12.7.1　ハザード比の一定性 ･･･････････････････････････････････････ 219
　　　12.7.2　DfBetaの確認 ･･ 219
　§12.8　レポート・論文への記載 ･････････････････････････････････････ 222

第13章 ● 正準相関分析 ･･･ 225

　§13.1　正準相関分析とは ･･ 225
　§13.2　解析を進めるうえでの留意点 ･･･････････････････････････････ 227
　§13.3　SPSSによる正準相関分析 ････････････････････････････････････ 227
　§13.4　正準相関分析の結果 ･･･ 230
　§13.5　レポート・論文への記載 ･････････････････････････････････････ 234
　　　索　　　引 ･･ 236

1 基礎事項

本書ではSPSSのデータ入力規則や手順は省略する．これから多変量解析を行うにあたり，備えておくべき必要最小限の知識と用語の解説についてのみ述べる．望ましくは，差の検定，相関・回帰，χ^2検定といった基本的な検定とその手順も身につけていると非常に進めやすい．これらの詳細については前刊の『SPSSで学ぶ医療系データ解析 第2版』 [1] などを参照されたい．

この本を読んでいる人は「とりあえず多変量解析を使えればよい」という人が多いであろう．したがって本書は理論的な部分は可能なかぎり省略し，極端にいえば理論的な部分を読み飛ばしても解析には支障ないことを目指して解説している．

§1.1 ●データとは

図1.1はSPSSでデータを表示した例である．この表における個々の値を**データ data**（または観測値）という．関連して**変数 variable**，**標本 sample**という用語がある．混乱を避けるため，下記にまとめておく．

- **データ data**··· 実験などによって得られた数値・資料のこと．
- **変数 variable**··· 特定の属性に従って取得したデータのこと．
- **標本 sample**··· 対象となる個体・データの属性ごとの集まり．対象とする群．

図1.1では，数値をデータと呼び，"出生体重""在胎週数""胎盤重量"……という個々のラベル（列）を変数という．このデータをとるために対象とした被検者を標本と呼び，対象者が16人なら

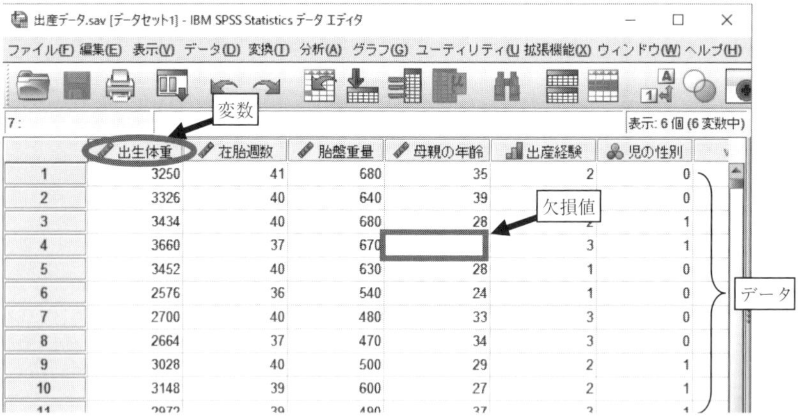

図 1.1　SPSS によるデータ表示

ば「標本の大きさ sample size は 16」となる．標本の大きさを N や n で表し，$N = 16$ というときは標本の大きさが 16 であることを意味する．SPSS ではデータの入力されていない**欠損値**を"．"で表示する．

§1.2　データの尺度

以下にデータの**尺度 scale** の分類を述べる．まずは自分のとったデータが，どの尺度に該当するかを判断しなければならない．データ尺度の判断は SPSS が行うわけはなく，解析者自身が考えて判断しなければならない．

◎ 1.2.1　名義尺度

性別 {男，女} や住所 {A 町，B 町，C 町} などのように分類されたデータの尺度は**名義尺度 nominal scale** と呼ばれる．その名義尺度データである性別の，男や女といった分類を**カテゴリー category** という．こうした点から，名義尺度のデータを**カテゴリーデータ category data** と呼ぶこともある．

名義尺度のデータは，たとえば図 1.1 の右端列"児の性別"のように男を 1，女を 0 として数値を割り当ててパソコンに入力する．パソコンは数字として認識するので，加減乗除したり平均などを求めることはできるが，求めた数値に意味はない．数値によって表すことはできても，その計算には意味をもたない尺度が名義尺度である．

◎ 1.2.2 順序尺度

数値が大小関係のみを表す場合は**順序尺度** ordinal scale のデータと呼ばれる．"a, b, c" という分類（カテゴリー）で評価されたデータが a>b>c という大小の順序関係で保証されているとき，$\{a=3, b=2, c=1\}$ や，逆に $\{a=1, b=2, c=3\}$ といった数値を割り当てる．

順序尺度のデータはカテゴリー間の順序関係しかもたないため，名義尺度と同様，四則計算を施すことはできない．たとえば $\{$非常に好き=1，やや好き=2，どちらともいえない=3，やや嫌い=4，非常に嫌い=5$\}$ といったカテゴリーによって回答させた順序尺度のデータは，各数値の順位にのみ意味をもつ．5 − 4 と 4 − 3 の差は，同じ 1 であっても大きさが等しいわけではない．

◎ 1.2.3 間隔尺度

間隔尺度 interval scale とは，測定対象におけるなんらかの量の差の大きさを測定値間の数値の差の大きさとして表す尺度である．例として 10°C，20°C などの温度や年齢が挙げられる．この尺度では加減（足す・引く）の演算が可能である．

◎ 1.2.4 比率尺度

比率尺度 ratio scale（または比尺度，比例尺度ともいう）は，間隔尺度と混同して用いられることが多いが，比率尺度は原点（0）が一義的に定まっている点が特徴である．たとえば，ものの長さ（cm），重さ（kg），時間（分）などが比率尺度である．この尺度は四則計算が可能である．

◎ 1.2.5 尺度の扱い方

A という鉛筆，B というシャープペンシル，C という万年筆に対して，長さを A=16cm，B=14cm，C=13cm と表したデータは比率尺度である．相対的にみて，長い順に A=1，B=2，C=3 と表したときは順序尺度である．A=鉛筆，B=シャープペンシル，C=万年筆と表すときは名義尺度である．同じものでも解析する者がどのように評価・測定するかによって，データの表し方は変わる．

実際のデータ解析では，間隔尺度と比率尺度をまとめて**量的データ**，名義尺度と順序尺度をまとめて**質的データ**（またはカテゴリーデータ）と分けて考えたほうが便利である．

4　第 1 章　基礎事項

《知識》1　データの尺度分類は四則計算が可能か否かで判断することもできる．

♠ 補足 ♠1　間隔尺度のデータか？　順序尺度のデータか？

　名義尺度と比率尺度の判断は明らかだが，間隔尺度と順序尺度の判断に悩むことがある．
　疾患の重症度を {2=はい，1=どちらともいえない，0=いいえ} のように 3 段階評価したデータは，2＞1＞0 といった順序性が見いだせて，かつ各得点の間隔は等しくないので順序尺度のデータと考える．
　医療系や心理学系では，たとえば 20 項目の質問に対して {2=はい，1=どちらともいえない，0=いいえ} というような回答をさせ，合計得点で表す評価スケールがある．理論から考えれば 1 つひとつの項目は順序尺度データであるから，合計点を求めるのはナンセンスである．しかし実際には，このように合計点を求めた評価スケールを使って治療効果の判定を行うことも多い．また，論文でも頻繁に見られる．これはそもそも間違ったことなのではないか．
　身長のデータは cm 刻み（小数桁 1 位を四捨五入）で測ったとしても，mm 刻みで測った立場にとっては順序尺度である．なぜなら，A という人が身長 156.3cm から 157.4cm に成長したときの差は cm 刻みの測り方では 1cm だが mm 刻みの測り方では 11mm，同様に B という人が 156.3cm と 157.1cm に成長したときの差は cm 刻みでは 1cm だが mm 刻みで 8mm となり，cm 刻みの立場では同じ 1cm の成長でも，mm の立場からは等間隔ではない順序尺度のデータに見える．さらに μ m 刻み（マイクロ）で測った立場から見ると，mm 刻みの測り方は順序尺度のデータに見えるだろう．こうして考えると厳密に比率尺度のデータをとるというのは難しいのである．
　実際には，学術団体でデータをどのように扱っているかを判断基準にするのが妥当である．順序尺度による評価であっても，その合計点を指標として間隔尺度データのように扱われているなら比率・間隔尺度のデータと考えてもさしつかえない．もちろん，その合計点は大小だけに意味があって点数の差の程度の大小には意味がないと考えられているなら順序尺度となる．
　順序尺度データ 20 項目の合計点をデータとするとき，対象者 A が合計 10 点，B が合計 15 点，C が 23 点だったとする．A＜B＜C の意味しかもたないと考えるなら，順序尺度のデータとして扱う．しかし A と B の差よりは B と C の差のほうが，（点数の差も大きいわけだから）より大きいだろう，と考えるなら間隔尺度として扱ってかまわない．つまり，得点差の大小に意味をもつと考えるなら間隔尺度として扱ってよい．
　データの尺度は考え方によって左右されるものであり，（それぞれの学術領域で）一般的にどのように扱われているかを考えて決めればよい．

§1.3　●標本と母集団

　標本は，大きな全体の集団である**母集団 population** から抽出された一部であると考える．
　一般に研究や実験では現実的に全数を対象とすることが不可能であるゆえに，標本を使って代表値や散布度 [⇒ §1.4] などの**特性値 parameter** を求め，母集団の平均や分散などの特性を推定す

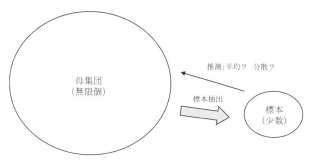

図1.2 標本からの母集団推定

る（図1.2）．したがって，統計的解析においては確率的な表現を避けて通れない．

§1.4 データ縮約のための記述統計量

データ解析の第一歩はデータの縮約である．莫大な量のデータをそのまま提示されても，何を意味するのかわからない．データを代表値や散布度といった簡単な数値で表すことにより，おおよその特徴が見えてくる．以下に述べるものは，**記述統計量 descriptive statistic**（または記述統計，基本統計値など）と呼ばれるもので，統計解析を行うためには必ず求めて観察しなければならない．

以下のデータ例をもとに解説する．

データ例：**13, 14, 14, 15, 15, 15, 16, 18, 20, 22, 25** （標本の大きさ $n=11$）

◎ 1.4.1 データの代表的な値——代表値

代表値 measure of central tendency は，データの中心を表す値として用いられる．

■ 平均

平均 **mean**($\bar{x}$) は**期待値 expectation** とも呼ばれ，大きさ n のデータ $x_1, x_2, \cdots, x_n$ があるとき，

$$\bar{x} = \frac{x_1 + x_2 + \cdots + x_n}{n} \tag{1.1}$$

で求める．詳しく述べると，平均には**母平均 population mean**(μ) と**標本平均 sample mean**($\bar{x}$) がある．母平均とは母集団の平均であり，多くの場合，母集団は未知であるゆえに求めることはできない．標本平均は手元のデータの平均であり，解析者が求め得るものである．通常，**平均と呼ぶときは標本平均を指す**．

データ例では，
$$\bar{x} = \frac{13+14+14+15+15+15+16+18+20+22+25}{11} = 17 \tag{1.2}$$
のように求める．

■ 中央値

中央値 median とは，データを大きさの順に並べたときに中央に位置する値（50 パーセンタイル値）をいう．データが偶数個あるときは，中心の両隣の値を平均して求める．データ例では 6 番目の "15" となる．

■ 最頻値

度数（頻度）の多い測定値を**最頻値 mode** という．最頻値は細かい数値で測られたデータに対して用いることは少なく，たとえば |はい，いいえ| とか |きらい，ふつう，すき| といった平均や中央値を求められない**名義尺度**のデータの代表値として用いる．データ例で挙げるとすれば，同じ値が 3 つある "15" となる．

■ 調整平均

調整平均 trimmed mean はトリム平均とも呼ばれる．最小のもの k 個と最大のもの k 個をとり除いたデータの平均を求める（これを α %調整平均という：$\alpha = k/n$）．とくに，25 %調整平均は**中央平均 midmean** と呼ぶ．調整平均は，**外れ値**[†1] **outlier** が含まれるデータに対して有効である．

◎ **1.4.2　ばらつきを表すもの——散布度**

データのばらつきを表すものとして，以下のようなものがある．これらは**散布度 measure of dispersion** と呼ばれる．

■ 標準偏差

標準偏差 standard deviation（sd, SD または s と略すことが多い）は，データのばらつきを表す基本的な統計値である．標準偏差は次項に述べる**分散の正の平方根**である．

[†1] 他のデータと比較して，値が極端に大きいまたは小さいデータでかつ少数のもの．

> **《知識》2** 標準偏差に似た用語に**標準誤差 standard error**（SE）というものがある．そもそも標準誤差には**推定**の標準誤差と**測定**の標準誤差がある．推定の標準誤差は，平均の標準偏差であり，母平均を推定するときの変動を意味する．測定の標準誤差は，上記の標準偏差のことである．標準偏差を標準誤差と呼んでも間違いではないが，一般に推定の標準誤差を**標準誤差**，測定の標準誤差を**標準偏差**と区別している．

■ 分散

分散 variance は，標準偏差を 2 乗したものであり，データのばらつきを表す指標である．分散も平均と同じく，**母分散 population variance**（σ^2）と**標本分散 sample variance**（s^2）がある．分散の計算方法は，$x_1, x_2, \cdots, x_n$ の標本に対して，

$$s^2 = \frac{\sum_{i=1}^{n}(x_i - \bar{x})^2}{n} \tag{1.3}$$

として求める．

この他に，n 個の標本と平均との差の 2 乗の和を $n-1$ で割った**不偏分散 unbiased variance**（s^2；不偏分散値［不偏推定値］）がある．一般に，**研究論文で述べる，または SPSS** をはじめとした統計ソフトで求める標本分散は，すべて不偏分散である．以降，本書でとくに断りがない限りは不偏分散を分散と述べる．不偏分散の計算方法は，$x_1, x_2, \cdots, x_n$ の標本に対して，

$$s^2 = \frac{\sum_{i=1}^{n}(x_i - \bar{x})^2}{n - 1} \tag{1.4}$$

で求める．

データ例では，

$$s^2 = \frac{(13-17)^2 + (14-17)^2 + (14-17)^2 + \cdots + (22-17)^2 + (25-17)^2}{11 - 1} = 14.6 \tag{1.5}$$

となる．なお，論文などに記載するときには分散をそのまま表記することはなく，平均と単位を揃える意味で，分散の正の平方根である標準偏差を用いる．つまり，$\sqrt{14.6} \fallingdotseq 3.82$ を用いる．**標準偏差は平均と対応させたばらつきの指標として用いる**．

《知識》3 医療系の研究・報告では，平均と標準偏差を並べて**平均 ± 標準偏差**で表記することが多い．たとえば論文中に 167.3±71.5cm とか，58.4 ± 10.8kg といった表記が，何も断りなく出てきたら，まさしく平均±標準偏差のことを意味する．

■ 範囲

範囲 range (R) は，$x_1, x_2, \cdots, x_n$ のデータを大きさの順に $x_{(1)}, x_{(2)}, \cdots, x_{(n)}$ と並べかえて，$R = x_{(n)} - x_{(1)}$，つまり"データの最大値 − 最小値"を計算する．データ例では，$25 - 13 = 12$ となる．

■ 四分位偏差・範囲

大きさの順に並べた n 個のデータ，$x_{(1)}, x_{(2)}, \cdots, x_{(n)}$ を一定の間隔で m 個の群に分割したときの境界値を**分位数**という[†2]．

データを小さい（または大きい）順に並べたとき，1/4 番目のデータを**第 1 四分位数**（25 パーセンタイル点；Q_1）という．2/4 番目のデータは中央値となり，3/4 番目のデータを**第 3 四分位数**（75 パーセンタイル点；Q_3）という．これより**四分位偏差 quartile deviation** (Q) は，

$$Q = \frac{Q_3 - Q_1}{2} \tag{1.6}$$

で求められる[†3]．この他に，**四分位範囲** (IQR) $Q_3 - Q_1$ もよく用いられる．これらは**中央値に対応させたばらつきの指標**として用いられる．例題の四分位偏差は，第 1 四分位数が 14，第 3 四分位数が 20 なので $(20 - 14) \div 2 = 3$ となる．

■ 変動係数

変動係数 coefficient of variation (CV) は，標準偏差を平均で割って標準化し，百分率で表した値．適用できるのは**値が常に正の場合**である．変動係数に単位は存在しない無名数である．単位の異なるデータどうしで変動の程度を比較するときに用いる．

CV は以下の方法で求める．

$$CV = \frac{s}{\bar{x}} \times 100$$

[†2] 1 つの群に含まれるデータ数は n/m となる．
[†3] 厳密には順序尺度のデータを割ったり引いたりすることは適切ではない．

§1.5 ◯ 正規分布

データをヒストグラム[†4]で表したときの形を**分布 distribution**という．図 1.3 はさまざまなデータをヒストグラムで表した例である．このグラフからどの値のデータが多い・少ないとか，値の散らばり具合などの分布が観察できる．

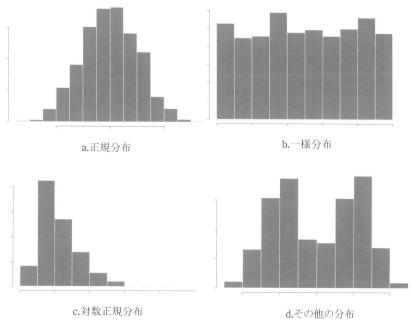

図 **1.3** さまざまな分布

代表的な分布をヒストグラムで表した図である．データをグラフで表して，これらの形と似ているかを観察する．

図 1.3a の分布は，まん中が高く盛り上がって両側へ対称的にデータが散らばった，釣り鐘または山のような形をしている．このような釣り鐘状の分布は**正規分布 normal distribution**と呼ばれる有名な分布である．

正規分布は検定や解析の大前提となっている重要な分布で，

$$f(x) = \frac{1}{\sqrt{2\pi}\sigma} \exp\left(-\frac{(x-\mu)^2}{2\sigma^2}\right), \quad -\infty < x < \infty \tag{1.7}$$

[†4] 柱状グラフのこと．データを任意の階級で区切った棒グラフと思えばよい．詳細は文献 [1] を参照．

の関数†5 で表される．この式の詳細はともかく，分布の形を覚えておいてほしい．正規分布の特徴は，

1. 平均と分散（または標準偏差）がわかれば再現できる．
2. いかなる分布からの標本であっても，その平均の分布は母平均 μ，母分散 σ^2/n の正規分布に近づく（**中心極限定理 Central Limit Theorem**）．
3. いくつかの正規分布どうしの和（または差）の分布もまた正規分布となる．

とくに上の 2. により，正規分布はあらゆる検定や解析の基本となっている．統計学では，平均 μ，分散 σ^2 の正規分布を，平均 $\mu = 0$，分散 $\sigma^2 = 1$（つまり標準偏差 1）の正規分布，すなわち**標準正規分布 standard normal distribution** に変換していろいろと計算することが多い．これは平均 μ，標準偏差 σ に従う正規分布の標本 x に対して，$z = \dfrac{x - \mu}{\sigma}$（これを"**標準化 standardization** する"という）に変換したときの分布である．

標準正規分布は，

$$f(z) = \frac{1}{\sqrt{2\pi}} \exp\left(-\frac{z^2}{2}\right) \tag{1.8}$$

と表せる．

正規分布の式はとくに暗記しなくてもよい．正規分布の性質のうち，**平均と分散がわかれば再現できる**という点は重要である．もうひとつ重要なのは，**正規分布に従うか否かを言及できるデータは，比・間隔尺度でなければならない**点である．順序尺度のデータは階級が等間隔ではないので，ヒストグラムが釣り鐘状に見えても基準を変えると形は崩れるだろう†6．名義尺度に関しても同様である．

§1.6 ●データの尺度・分布による記述統計量

上述してきたことから，データの尺度，分布を考慮して，どういった代表値や散布度が使えるかを表 1.1 にまとめた．代表値は平均，中央値，最頻値の順で，散布度は標準偏差（分散），四分位範囲，範囲の順で統計的情報の価値が高い．つまり，平均も中央値も使えるデータであれば，平均を優先させるほうがよい．

データの尺度は解析者が判断するとして，あとは分布が判断できれば，代表値と散布度を使い分

---

†5 $\exp(x) = e^x$，e は自然対数の底（ネピア数）で，$e = 2.71828\cdots$ となる．
†6 どこまでを順序尺度のデータと考えるかは，§1.2 の補足で注意した．

けることができる．世の中のすべてのデータが正規分布に従うなら簡単に要約できるのだが，正規分布以外の母集団分布（図1.3b～d）もあるから，厄介である．データ解析の第一関門は「データの母集団分布は正規分布かそれ以外か？」を推定することである．

表 1.1　データの尺度・分布による記述統計量の使い分け

		名義尺度	順序尺度	間隔・比率尺度	
				正規分布以外	正規分布
代表値	平均	×	×	×	○
	中央値	×	○	○	○
	最頻値	○	○	○	○
散布度	標準偏差（分散）	×	×	×	○
	四分位範囲	×	○	○	○
	範囲	×	○	○	○

　正規分布に従う比・間隔尺度のデータで n の大きい標本であれば，平均 $\bar{x}$ と標準偏差 s（分散の平方根）を使って図1.4のようなことが推定できる[†7]．

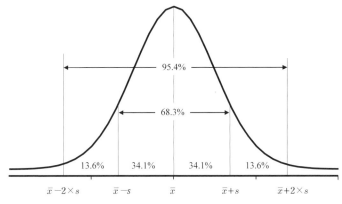

図 1.4　正規分布と平均 ($\bar{x}$)，標準偏差 (s) の関係

　いかなる正規分布からの標本においても，$\bar{x} \pm s$ の間には約 68.26 %の標本が存在する．同様に $\bar{x} \pm 2 \times s$ には 95.44 %の標本が存在する．厳密には n が大きく $\mu \fallingdotseq \bar{x}$, $\sigma \fallingdotseq s$ のときである．

[†7] 厳密には，正規分布の母平均 μ と母分散 σ^2 を使用した場合である．n が大きいときは $\bar{x}$ と $s(s^2)$ が，ほぼ一致すると考えて適用する．慣習的には $n \geq 100$ 程度でなければならないだろう．

●実践のポイント●

- 正規分布に従う間隔・比率尺度のデータには平均と標準偏差（分散）を使う．
- 正規分布に従わない間隔・比率尺度のデータには中央値と四分位範囲を使う．
- 順序尺度のデータには中央値と四分位範囲を使う．
- 名義尺度のデータには最頻値を使う．

§1.7 信頼区間（区間推定）

標本平均は母平均の推定値である．標本平均は唯一の数値なので，**点推定 point estimation** といわれる．たしかに，この点推定値は母平均として最も可能性が高い値ではある．しかし多少の誤差もあり得るだろうと考慮して，「母平均はだいたいこれくらいの範囲だろう」と推定するのが**区間推定 interval estimation** である（図1.5）．これは点推定と異なり，ある程度の値の変動を考慮した範囲で示す．

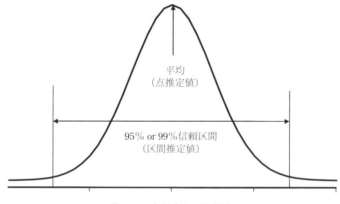

図 1.5　点推定と区間推定

A地域の住民50名を対象に起床時間を調査したら平均6時30分だったとすれば，A地域の全員の平均起床時間（母平均）はおそらく6時30分という可能性が一番高いのである．しかし，現実には平均6時45分だったり，7時だったり，6時だったりするかもしれない．あくまで6時30分である可能性が最も高いというだけである．だとすると50人のデータから「A地域住民の平均起床時間は6時30分だ」といい切るのは多少無謀でもある．

そこで50人の標本平均と分散の情報を利用して，母平均の点推定値ではなく，区間推定として母平均の存在する範囲を推定する（図1.6）のが**信頼区間 confidence interval** である．

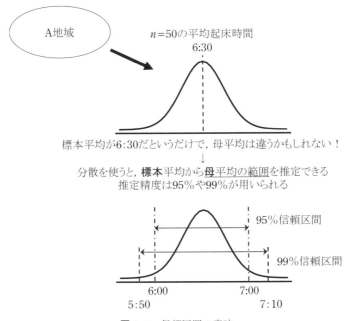

図1.6 信頼区間の意味

信頼区間は，99％信頼区間や95％信頼区間という表記をする．得られたデータから母平均が99％の確率でどの範囲にあるとか，95％の確率でどの範囲にあると示す[8] のである．たとえば平均が6時30分というときは，この値が母平均として最も可能性の高い値であるとしか情報を与えないが，95％信頼区間では母平均は95％の確率で［6時～7時］の範囲にある，との確信度の高い情報を与える．

正規分布に従う標本における平均 $\bar{x}$ の**信頼係数 confidence coefficient** $100(1-\alpha)$％として信頼区間を求める．α は0.1，0.05や0.01など，統計的検定で用いる有意水準 (p)［⇒ 1.8.2項で後述する］が選ばれる．

標本の大きさが十分に大きく母分散が既知のとき，95％信頼区間は，以下の式で求められる．

$$\left(\bar{x} - 1.96\frac{\sigma}{\sqrt{n}},\ \bar{x} + 1.96\frac{\sigma}{\sqrt{n}}\right) \tag{1.9}$$

(1.9) 式の低いほうを**下側信頼限界値**，高いほうを**上側信頼限界値**といい，n が大きいほど，σ

---
[8] 正確にはこの説明は適切ではない．母集団は不変の真値であり，これくらいの確率で範囲にあるという考え方はできない．理解を平易にするためにこのような解説をしている．

が小さいほど信頼区間の範囲は狭くなる（つまり推定精度が良くなる）．信頼係数の値を 90 %（つまり 90 %信頼区間）や 99 %（99 %信頼区間）にしたい場合は，それぞれ（1.9）式における 1.96 を 1.65, 2.58 に変える．1.65 は標準正規分布表から得られる 0.1 ÷ 2 %の Z 値で，2.58 は 0.01 ÷ 2 %の Z 値である．この数値の意味は理解できなくてもよい．（1.9）式は，母分散 σ が既知の場合の区間推定である．標本の大きさが小さく，母分散が未知の場合は（一般的なデータ解析では），

$$\left(\bar{x} - t_{n-1}(\alpha/2)\frac{s}{\sqrt{n}},\ \bar{x} + t_{n-1}(\alpha/2)\frac{s}{\sqrt{n}}\right) \tag{1.10}$$

で $100(1-\alpha)$ %信頼区間を求める．この式の $t_{n-1}(\alpha/2)$ は自由度 $n-1$ に従う t 分布の $\alpha/2$ 点の値である．これも記号，数値の意味は理解できなくてもよい．

難しい内容となってしまったが，SPSS では簡単に出力できるので計算式の理解は不要である．注意してほしいのは，平均と同様，**信頼区間は正規分布に従うデータ以外には使えない**ということである．

§1.8 ● 統計的検定

統計的仮説検定 testing statistical hypothesis（仮説検定，有意性検定ともいう．以降では統計的検定と略す）は "○○検定"，"○○解析" といわれる手法の総称である．

データをとれば「群によって違いがあるか？」とか「変数間に関連があるのだろうか？」ということを解析するだろう．被検者 10 人に薬物 A の効果が見られたとしても，被検者となっていない他の大勢の人にも効くとはかぎらない．では何人に実験を行ったときに，どれくらいの効果が得られたらよいか．時間もお金もない我々にとって多くの被検者を対象とした実験は難しい．たとえば，10 人しかいない被検者でどれくらいの効果を得れば全世界の人に対しても効果があるという，一般化できる妥当な結論を得ることができるのだろうか．そのための客観的判断として統計的解析を利用する．

◎ 1.8.1 統計的仮説とは

統計的検定では，帰無仮説 null hypothesis（H_0 と書く）と対立仮説 alternative hypothesis（H_1 と書く）を立てて検定する．このような 2 つの仮説のうち，確率的にどちらが棄却された（棄てられた），という論理的な判断に基づいている．

■ 帰無仮説

仮説検定では，まず帰無仮説を立てる．帰無仮説は読んで字のごとく"無に帰する仮説"であるから，なるべく棄却（否定）したい立場をとる．帰無仮説は "H_0：条件間には差がない" とか "H_0：条件間には相関[†9]がない" のように設定する．この仮説は積極的に支持できない性質をもつから，採択されても「条件間には差があるとはいえない」と記載しなければならない．

■ 対立仮説

帰無仮説と正反対の事象を対立仮説という．つまり，対立仮説は "H_1：差がある" といった意味合いに設定する．ところで，差があるというレベルはどれくらいであろうか．仮に平均を比較して差があるというときは，Aの平均 − Bの平均 ≠ 0 であればよいので，差 $= 0.0000000\cdots 1 \sim \infty$ または，$-0.0000000\cdots 1 \sim -\infty$ のように範囲はかなり大きい．したがって，統計的検定で対立仮説が採択されて差があるという結論を得ても，差の程度まではわからない．

実際の統計的検定では，これらの仮説をわざわざ考えて行うことはない．だから「こんな仮説を立てて検定するのか」程度に思ってもらえば十分である．検定自体はSPSSなどの統計ソフトに任せれば自動的に終わるので，極端にいえば統計的仮説なんて知らなくてもできる．にも関わらず，わざわざ述べたのは結果の過大解釈を避けるためである．

A群とB群に差があるかどうかを平均の差の検定で検定したとしよう．帰無仮説は H_0：AとBの平均値には差がない，である．これが棄却されたときは"平均に差があった"だけである．有意な差とは，あくまで平均に，しかもどれくらいかわからないが差があったというだけである．しかし，A群とB群はまったく違うものとして扱われる研究報告がある．こうした過大解釈は，検定の仮説を押さえておくことで未然に防げるのである．

◎ 1.8.2 統計的「有意」とは

論理的に帰無仮説（差がない）が採択されると対立仮説（差がある）は棄却され，帰無仮説が棄却されると対立仮説は採択される．データを取って，「この検査値は男女間で差があるのだろうか」，「薬物投与前と後で血液値に変化（差）があるのだろうか」とか，「体重と身長に関係があるのだろうか」という目的に対して "差がある"，"関連がある" と客観的判断を下すのが統計的検定である．

しかし統計的検定は推定であり，100％確実な結論を下しているわけではない．現実的にも全数調査は不可能だから未知のデータが山ほど残っている状態で，100％の結論は下せない．ゆえに "確

[†9] 相関とは，簡単にいえば2変数の比例関係のことである．

率的にどれくらいで差がある"と結論づける．

「確率的にどれくらいで……」の目安が**有意水準 level of significance** である．有意水準は，水準，危険率，第 I 種の誤り，α とも呼ばれ，「差がない」，「関連（相関）がない」という帰無仮説を否定するための基準確率点（p 値）である．**有意水準は通常，5 %，1 %に設定する**．検定によって帰無仮説が成り立つ確率が，有意水準未満[10] の範囲となれば「有意に差がある」とか「有意に相関関係がある」などと判定するのである[11]．この 5 %や 1 %未満の範囲を**棄却域 critical region** という[12]．この 5 %，1 %の値は慣習的なものであり，理論的根拠はなく研究論文でよく使われる値だというだけである．論文やレポートには「有意水準（危険率）は $p = 0.05$ もしくは $p = 0.01$ とした」とか，「棄却域は $p < 0.05$ または $p < 0.01$ とした」などと記す．

SPSS で統計計算を行えば必ず確率（p）が出力される．これは帰無仮説（しつこいようだが，常に差がないとか関係がないなどの"ない"という意味合いをもつ）を支持できる確率である．帰無仮説を支持できる確率が 5 %望ましくは 1 %（有意水準）未満になったら，帰無仮説はおかしいと考えて反対の対立仮説を採択する．したがって，たとえば差の検定を行って，$p = 0.02$ と出力されたら「5 %未満で有意に差がある」と判断する．$p = 0.003$ と出力されたら，「5 %未満で有意に差がある」でも間違いではないが，より強調できるほうの「**1 %未満で有意に差がある**」と判断する．もし $p = 0.07$ と出力されたら「有意に差があるとはいえない」と判断する．ここで注意したいのは**有意に差があるとはいえない≠差がない**，である．統計的検定では「差がある」，「関連がある」という対立仮説は肯定できるが，「差がない」，「関連がない」という帰無仮説は完全に（**100 %**）否定できないしくみになっている．

●実践のポイント●

- 検定では，有意水準（p または α）を決めて帰無仮説を棄却する．
- p は 0.01（1 %），または 0.05（5 %）に設定する．
- 検定で $p < 0.01$ もしくは $p < 0.05$ のとき，有意に帰無仮説を棄却できる[13]．

---

[10] "以下"でも"未満"でもどちらでもよい．最近では"未満"とすることが多い．
[11] 通常，差がないという帰無仮説は有意水準未満で確信をもって否定できるが，差があるという対立仮説がどれくらいの確率で採択されたか不明なので，簡単に否定はできないのが仮説検定の弱点である．
[12] 棄却域は区間で，有意水準は点であることに注意．
[13] 医学系の成書には $p < 0.001$ も含める，というものがある．1 %や 5 %という値は慣習的に決められたものなので，理論的根拠はない．ゆえに $p < 0.001$ と決めても間違いはないが，一般的ではない．

◎ 1.8.3 第 I 種の誤り，第 II 種の誤り

統計的検定には**第 I 種の誤り type I error**（第 I 種の過誤，タイプ I のエラー，α 過誤などともいう）と**第 II 種の誤り type II error**（第 II 種の過誤，タイプ II のエラー，β 過誤などともいう）がある．ようは判定の間違いである．

第 I 種の誤り　本当は差がないのに"差がある"と誤って判定すること．有意水準 α のことである．
第 II 種の誤り　本当は差があるのに"差がない"と誤って判定すること．β と表す．

逆に差がないのを差がないと正しく判定する確率を $1-\alpha$ と表し，差がある場合に正しく差があると判定する確率を $1-\beta$，またはとくに**検出力 power** と表す（表 1.2）．

表 1.2　仮説の判定と誤り

		判定	
		H_0	H_1
真実	H_0 差がない	正しい判定 $1-\alpha$	第 I 種の誤り α(有意水準)
	H_1 差がある	第 II 種の誤り β	正しい判定 $1-\beta$(検出力)

§1.9　標本分布

統計的検定を行うためには，χ^2 分布，t 分布，F 分布といった**標本分布 sampling distribution**のしくみも知っておかなければならない．標本分布は §1.5 で述べた確率分布と同じようなものであるが，とくに**統計量の分布**として区別して表現されている．統計値とは標本を抽出して算出される統計的な計算値（たとえば平均や分散）であり，その計算式一般を統計量という．具体的に統計値とは，統計ソフトで出力される結果に記載されてある t 値，F 値，χ^2 値といった値のことである．また標本分布には，**自由度 degree of freedom** という面倒な概念も伴う（図 1.7）．

これらは統計的検定を行ううえで重要な事柄なのであるが，幸い理論を知らずしても解析の結果は解釈できるので心配はない．あまり詳細に述べると混乱するので，ここでは簡単に説明するにとどめる．とりあえず χ^2 とか t とか F といった値を使って検定を行うということを覚えておけばよい．

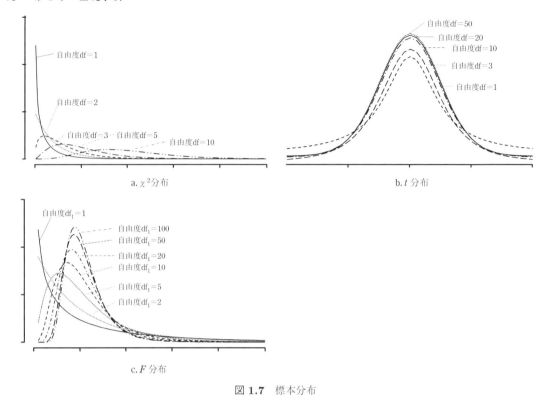

図 1.7 標本分布

　図中の自由度とは，標本の大きさ n によって変化する値である．統計解析をパソコンで行って，その結果さえ読めればよいという人であれば詳しく知る必要はない．

■ χ^2 分布

　χ^2 分布 **chi-square distribution**（図 1.7a）は，標準正規分布から抽出した標本の 2 乗値の分布で，分散との関わりが大きい．したがって，標本のパラメータからのばらつきを扱う検定統計量として χ^2 分布が用いられる．χ^2 検定はその代表的なものである．

■ t 分布

　t 分布 **t-distribution**（図 1.7b）は前述の χ^2 分布から導くことができる．標本の平均に関する検定では t 分布を利用する．この t 分布を利用した検定は，単に t 検定とかスチューデント Student の t 検定と呼ばれる．

■ F 分布

F 分布 **F-distribution**（図1.7c）は，分散を表す χ^2 分布で χ^2 分布を割った形，すなわち χ_a^2/χ_b^2 となる．したがって，自由度を2つもち，分散分析などの分散比の検定に用いる．

§1.10 パラメトリック検定とノンパラメトリック検定

統計的検定は，**パラメトリック検定 parametric test**（パラメトリックな手法）と**ノンパラメトリック検定 nonparametric test**（ノンパラメトリックな手法，分布によらない検定 distribution free test ともいう）に分けられる．§1.5で紹介した正規分布は，これらの検定を使い分ける"鍵"となる．

◎ 1.10.1 パラメトリック検定

パラメトリック検定は，パラメータ（特性値）による検定のことである．正規分布では平均と分散がパラメータであった．したがって，正規分布に従うデータを対象にした検定では，平均と分散を利用して検定するゆえにパラメトリック検定と呼ばれる．

◎ 1.10.2 ノンパラメトリック検定

ノンパラメトリック検定は，**母集団分布がわからないデータまたはパラメータが決められない母集団からのデータ**に対して用いられる．パラメトリック検定とノンパラメトリック検定の適用は背反ではなく，ノンパラメトリック検定が包括的な理論となっている．つまり，パラメトリック検定の対象となるはずの標本に対して，母集団分布を知らないものとしてノンパラメトリック検定を適用させても間違いではない．しかし，その場合は，第II種の誤り，つまり本来なら対立仮説を採択するはずが帰無仮説を採択してしまう間違いが大きくなる．たとえば差の検定で，本当は有意な差があるのに，差があるとはいえないと判定してしまう間違いが生じやすいなどの問題がある．

●実践のポイント●

- 比・間隔尺度のデータでかつ，正規分布に従うデータに対して平均と標準偏差（分散）を適用できる．
- 平均と標準偏差（分散）を使えるデータにのみ，パラメトリック検定を適用する．

§1.11 ● SPSSによる正規分布の確認

・使用するデータ：立位体前屈のデータ.sav

シャピロ・ウイルク検定 Shapiro-Wilk test は，データが正規分布に従うか否かを検定する手法である．ダウンロードしたデータから，立位体前屈のデータ.sav を開く（図1.8）．

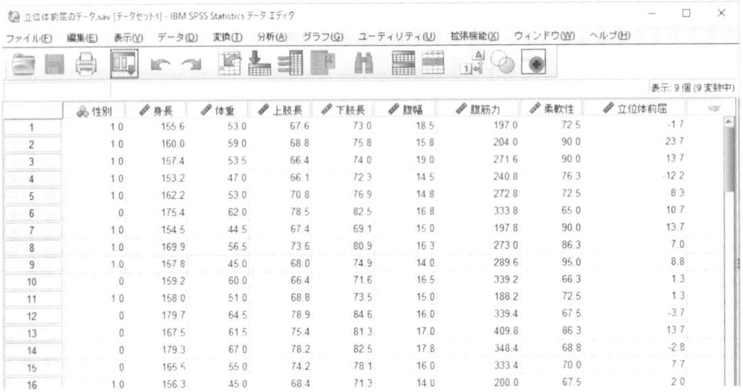

図 1.8 立位体前屈のデータ

このデータの"身長"が正規分布に従うか否かを検定したいとする．ここでは

(1) 1標本の検定：身長が正規分布に従うか否かを検定する方法
(2) 2標本の検定：男性の身長が正規分布に従うか否か，また女性の身長が正規分布に従うか否かを検定する方法

を述べる．**1標本の場合は身長そのものを1つの変数と考えて検定する**．相関・回帰や多変量解析では，1標本の検定を使うことがほとんどである．

2標本は身長を男の群，女の群の2群に分けて検定する（たとえば差の検定など）ことを想定したときに適用させる[14]．

1　図1.9：①[分析(A)] − ②[記述統計(E)] − ③[探索的(E)]を選ぶ．
2(1)　**1標本として身長を検定**：図1.10の1標本の場合を参照して，身長をクリックし①の ▶ で[従属変数(D)]ボックスへ移動する．ついでに他の変数も検定したいなら，同様にして従属変数の枠に複数入れてもよい．

---

[14] 3標本以上の場合にも同じ手順である．

§1.11 SPSS による正規分布の確認　21

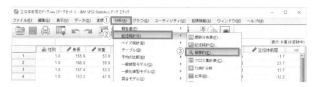

図 1.9　メニューから選ぶ

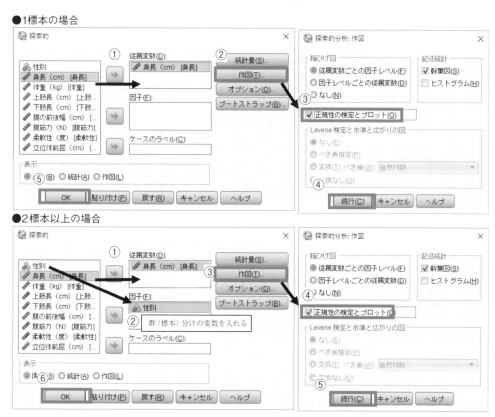

図 1.10　探索的ダイアログボックスの設定

2(2)　**2標本として（男性と女性を別々に分けて）身長を検定**：ダイアログボックス（図1.10の2標本以上の場合を参照して，身長をクリックし①の　　で［従属変数(D)］ボックスへ移動，②の　　で性別を［因子(F)］へ移動する．従属変数は複数あってもよい．

3　1標本②，2標本③　作図(T)　をクリックする．

4　［探索的分析：作図］ダイアログボックスが現れるので，1標本では③，2標本では④の［正規性の検定とプロット(O)］にチェックを入れる．

5 1標本では④，2標本では⑤ 続行 をクリックし，最後に1標本⑤，2標本⑥の OK を
クリック．

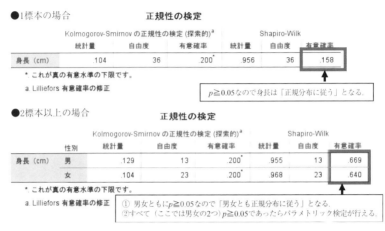

図1.11 シャピロ・ウイルク検定の結果

　結果はいろいろと出るが，図1.11の**正規性の検定**の表を探す．判定は点線で囲んだ[有意確率]を参照する．この確率が**5％未満**（$p < 0.05$）で有意なときは「有意に正規分布に従わない」と判断する．逆に，有意でない（$p \geq 0.05$）ときは「このデータは正規分布に従わないとはいえない」[15]と判定する［⇒ §1.8］．

・**1標本の場合**　$p = 0.158$ なので，正規分布に従わないとはいえない，つまり正規分布に従うと考えても間違いではない．

・**2標本の場合**　男が $p = 0.669$，女が $p = 0.640$ で，両者とも5％以上なので，正規分布に従わないとはいえない，つまり正規分布に従うと考えてよい．

§1.12 ● SPSSによる記述統計量の求め方

　SPSSでは上述してきた基本統計値を簡単に求めることができる．立位体前屈のデータ.savの身長と体重の基本統計値を求めてみよう．

1 図1.12のようにメニューから①[分析(A)]－②[記述統計(E)]－③[記述統計(D)]を選択する．

---
[15] わかりやすくいえば「正規分布に従う」となるのだが，統計的検定では帰無仮説をそのまま解釈しない．

§1.12 SPSSによる記述統計量の求め方　23

2　[記述統計量]ダイアログボックスが現れる→記述統計を求めたい変数（ここでは身長と体重）を④の　で右の[変数(V)]ボックスに移動する．

3　⑤ オプション(O) をクリックすると，[記述統計：オプション]のサブダイアログボックスが現れる→出力したい統計値にチェック⑥を入れる．

4　⑦ 続行 ，⑧ OK の順でクリック．結果はいろいろと出力されるが，上述した用語の結果を読めばよい．

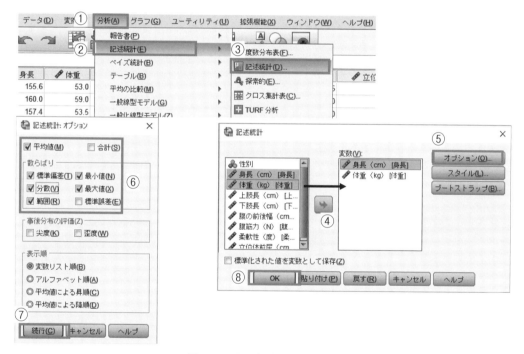

図 1.12　記述統計を求める手順

記述統計を求める別の方法として，図 1.13 の方法もある．この方法は，平均値の 95 ％信頼区間，中央値，5 ％トリム（調整）平均などの細かい出力もできる．

1　図 1.13 のようにメニューから①[分析(A)]-②[記述統計(E)]-③[探索的(E)]を選択する．

2　[探索的]ダイアログボックスが現れる→ここでは身長と体重を④　で右の[従属変数(D)]ボックスに移動している．仮に性別の男女別に基本統計量を求めたいときは，⑤の[因子(F)]に性別を移動する．これによって名義尺度のカテゴリー別に出力できる．

3　⑥ OK をクリックすれば出力される．

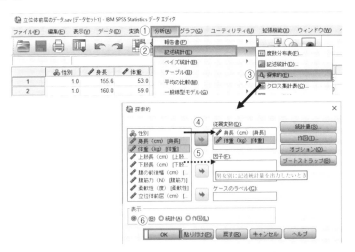

図 1.13 記述統計を求める手順（別の方法）

♠ 補足 ♠2　検定の多重性の問題

　統計的検定の判定では第 I 種の誤り (α) と第 II 種の誤り (β) がつきまとう．第 I 種の誤りは，誤って対立仮説を採択してしまうことであり，第 II 種の誤りは，誤って帰無仮説を採択してしまうことである．差の検定でたとえると，真には差がないのに「差がある」という対立仮説を誤って採択してしまうのが第 I 種の誤り，真には差があるのに「差がない」という帰無仮説を誤って採択してしまうのが第 II 種の誤りである［⇒ 1.8.3 項］．

　シャピロ・ウイルク検定はデータが正規分布するか否かを確かめる検定であるが，有意水準を $p = 0.05$ とすると α は 5 ％となり，単純に 20 回中平均的に 1 回は，真に正規分布するものを「正規分布しない」と誤って判定してしまう．つまり 20 変数を一気にシャピロ・ウイルク検定で検定すると 1 変数は誤って判定される恐れがある．逆に第 II 種の誤りは，不明である．こうしたことから厳密には有意水準を引き上げるなどの対処が必要となる．この点についての的確な対策法は不明であるが，検定対象の変数が 20 変数のように多いときには，1 つ 2 つぐらいは正規分布に従わないと判定されても，気にせずパラメトリック検定を行うのが現実的である．

多変量解析の選択

多変量解析 multivariate analysis とは，『多くの個体について，2つ以上の多種の測定値が与えられている場合，これらの変数を個々に独立させずに各変数間の相互関連を分析する手法の総称』[2] である．多変量解析の手法は数多くあり，それを可能とするパソコン用統計ソフトも多い．SPSSに関しても，オプションを増やすことによってさまざまな解析ができるようになる．

本章では多変量解析の基本的な手法の使い分けとして，手法の選択方法について解説する．とりあえずどの多変量解析を選んだらよいかの導入となる部分である．

§2.1 ●多変量解析とは

そもそも多変量解析は何を解析するものなのか．おそらく，"多変量解析" という言葉は聞いたことがあるが，ほとんど知らないという人も多いであろう．

まず多変量解析の基本的な手法を，表 2.1 に表す．この表の用語を解説する．量的データと質的データの意味については 1.2.5 項（p.3）を参照されたい．

■ 従属変数 dependent variable

- 予測や判別の対称となる基準である．
- 目的変数 object variable，基準変数 criterion variable と呼ばれることもある．

表 2.1 多変量解析の基本的な手法

手法	独立変数 (x) 質的データ	独立変数 (x) 量的データ	従属変数 (y) 質的データ	従属変数 (y) 量的データ
重回帰分析		複数		単数
正準相関分析		複数		複数
数量化 I 類	複数			単数
判別分析		複数	単数（2 値型）	
多重ロジスティック回帰分析	複数	複数	単数（2 値型）	
数量化 II 類	複数		単数（2 値型）	
比例ハザード分析	複数	複数	単数（2 値型）	
分散分析	複数			単数
主成分分析		複数		
因子分析		（複数）		複数
数量化 III 類	複数			
クラスター分析		複数		

- 最近はあまり使わない用語で**外的基準 external criterion** と呼ぶこともある[†1].
- $y = a + bx_1 + cx_2 + \cdots$ という関数の y を意味する.
- 従属変数が単数というときは y が 1 つの場合で，従属変数が複数というときは y が 2 つ以上（たとえば $my_1 + ny_2 = a + bx_1 + cx_2$ のような関数）の場合である．独立変数についても同様である．

■ **独立変数 independent variable**

- 従属変数に影響を及ぼすと考えられる変数である．
- **説明変数 explanatory variable**，または**予測変数 predictive variable** と呼ぶこともある．
- $y = a + bx_1 + cx_2 + \cdots$ という関数の $x_1, x_2, \cdots$ を意味する.

以降では，表 2.1 の中でも，本書で解説していく手法の特徴を中心に述べる．

[†1] 林式数量化理論で用いる用語である．

§2.2 ●多変量解析の選択方法

◎ 2.2.1 yとxを決める

自分の解析したいことをよく考えてみよう．従属変数yと独立変数xが決められるかが，手法を選択する第一歩となる．

- 何か特定の変数（従属変数；y）に対して複数個の変数（独立変数；x）の影響度を知りたいとか，特定の変数（y）を複数個の変数（x）で予測したい．⇒ **2.2.2**項
- 複数の変数の相互関係を知りたい．似通った変数をまとめたり，いくつかのグループに分けたい．⇒ **2.2.3**項

◎ 2.2.2 特定の変数に対する影響度をみたい

特定の変数(y)と，それに影響すると考えられる変数(x)があって，yに対するxの関連度を知りたいことが決まったら，yの個数（1つか2つ以上か）とデータの尺度（量的データか質的データか）を判断すれば手法は決まる．図2.1のフローチャートに従って，手法を選ぶ．

- 重回帰分析 ⇒ **§2.3**
- 正準相関分析 ⇒ **§2.8**
- 多重ロジスティック回帰分析 ⇒ **§2.4**
- 比例ハザード分析 ⇒ **§2.7**

◎ 2.2.3 複数の変数の相互関係を知りたい

変数のy（従属変数）とか，x（独立変数）とかは決定できず，すべての変数を平等な立場で考え，変数相互間の関係を解析したい場合は，主成分分析や因子分析を活用する．

- 多変数を要約し，まとめたい ⇒ **主成分分析（§2.5）**
- 多変数を群分けしたい ⇒ **因子分析（§2.6）**

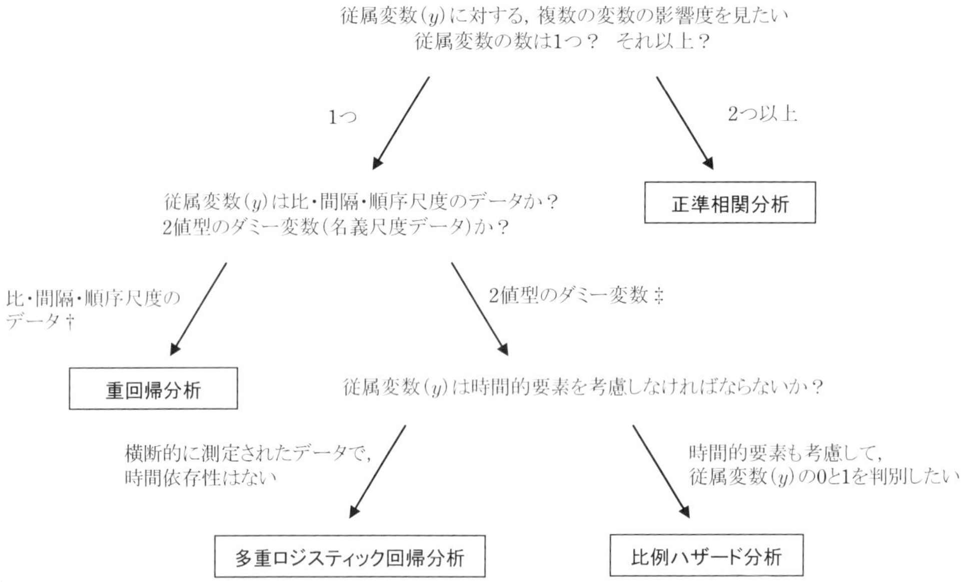

図 2.1 の流れ

従属変数(y)に対する，複数の変数の影響度を見たい
従属変数の数は1つ？ それ以上？

- 1つ → 従属変数(y)は比・間隔・順序尺度のデータか？ 2値型のダミー変数(名義尺度データ)か？
  - 比・間隔・順序尺度のデータ† → **重回帰分析**
  - 2値型のダミー変数‡ → 従属変数(y)は時間的要素を考慮しなければならないか？
    - 横断的に測定されたデータで，時間依存性はない → **多重ロジスティック回帰分析**
    - 時間的要素も考慮して，従属変数(y)の0と1を判別したい → **比例ハザード分析**
- 2つ以上 → **正準相関分析**

†比・間隔・順序尺度のデータ…特定の変数y(従属変数)は量的データであることが望ましいが，3段階以上の順序尺度データであればこれに含めてもよい．

‡2値型のダミー変数 … 3値以上の名義尺度データには適用できない．その場合は分散分析などを適用する．

図 2.1 従属変数 (y) に対する影響度をみたい

§2.3 ●重回帰分析

◎理論的な特徴

- 1つの従属変数 (y) に対して，複数の独立変数 (x) の影響度合いを解析する手法．
- 量的な従属変数が単数，量的な独立変数が複数．
- 関数で表すと $y = a + bx_1 + cx_2 + \cdots$ の形となる．

◎具体例

図 2.2 のようなデータをとり，立位体前屈に対して，上肢長（腕の長さ），下肢長（脚の長さ），腹幅（腹部の前後幅），腹筋力，柔軟性（仰向けに寝て，膝を伸ばして片脚を限界まで上げたときの床との角度）の組み合わせがどのように影響するかを解析する．このように1つの従属変数 y に対して，2つ以上の独立変数群 x の組み合わせがどのように影響しているかを知りたいときは，重回帰分析を適用させる．なお，独立変数群 x が1つのときは単回帰分析（または単に回帰分析）という．

	上肢長	下肢長	腹幅	腹筋力	柔軟性	立位体前屈
A	67.6	73.0	18.5	197.0	72.5	-1.7
B	68.8	75.8	15.8	204.0	90.0	23.7
C	66.4	74.0	19.0	271.6	90.0	13.7
D	66.1	72.3	14.5	240.8	76.3	-12.2
E	70.8	76.9	14.8	272.8	72.5	8.3
F	78.5	82.5	16.8	333.8	65.0	10.7
G	67.4	69.1	15.0	197.8	90.0	13.7
H	73.6	80.9	16.3	273.0	86.3	7.0

●立位体前屈に対して，上肢長，下肢長，…，柔軟性の組み合わせたときの影響度を見る．
立位体前屈＝定数(a)＋b×上肢長＋c×下肢長＋…＋f×柔軟性
と考えたときの，$a, b, c, \cdots, f$ の値は？

図 2.2 重回帰分析の例

単回帰分析は，たとえば立位体前屈 (y) に腕の長さ (x) が影響するだろうと考えて $y = a + bx$ という式，つまり，

$$立位体前屈 (y) = a (定数) + b \times 上肢長 (x)$$

を仮定し，定数 a と**回帰係数 regression coefficient** b の値を推定する．

重回帰分析は立位体前屈 (y) に腕の長さ (x_1) と脚の長さ (x_2) の両方が影響するだろうと考えて，

$$立位体前屈 (y) = a (定数) + b \times 上肢長 (x_1) + c \times 下肢長 (x_2) + \cdots$$

のような式を仮定して，定数 a と**偏回帰係数 partial regression coefficient** $b, c, \cdots$ の値を推定する．

単回帰分析では立位体前屈に対する上肢長の影響だけを求める．重回帰分析では立位体前屈に対して，上肢長，下肢長，腹幅，……，柔軟性などの2つ以上の変数の組み合わせた影響を総合的に知るときに用いる手法である．

◆参照ページ◆

- 重回帰分析の理論 ⇒ 第3章（p.41）
- SPSSで解析する ⇒ §4.8（p.78）

§2.4 ● 判別分析と多重ロジスティック回帰分析

◎理論的な特徴：判別分析

- 1つの従属変数に対して，複数の独立変数の影響度合いを解析する手法．
- 従属変数は単数の2値データ（ダミー変数），量的な独立変数が複数．
- 関数で表すと $y = a + bx_1 + cx_2 + \cdots$ の形となる．

◎理論的な特徴：多重ロジスティック回帰分析

- 1つの従属変数に対して，複数の独立変数の影響度合いを解析する手法．
- 従属変数は単数のダミー変数，量的な独立変数または質的な独立変数が複数．
- 判別分析と共通で $y = a + bx_1 + cx_2 + \cdots$ の形[†2]．

◎具体例

	性別	上肢長	下肢長	腹幅	腹筋力	柔軟度
A	1	67.6	73.0	18.5	197.0	2
B	1	70.8	76.9	14.8	272.8	2
C	0	78.5	82.5	16.8	333.8	1
D	1	67.4	69.1	15.0	197.8	3
E	0	66.4	71.6	16.5	339.2	1
F	0	78.9	84.6	16.0	339.4	1
G	0	75.4	81.3	17.0	409.8	3
H	0	78.2	82.5	17.8	348.4	3

　　　　　　↑　　　⎫＿＿＿＿＿＿＿＿＿＿＿＿＿⎬
　　　　　　y　　　　　　　　　x

- 性別（男=1，女=0；2値型）に対して，上肢長，下肢長，……，柔軟性を組み合わせたときの影響度を見る．
  性別＝定数(a) + b×上肢長 + c×下肢長 + $\cdots$ + f×柔軟度
  と考えたときの，$a, b, c, \cdots, f$ の値は？

図 2.3　判別分析・多重ロジスティック回帰分析の例

図 2.3 でたとえると，判別分析・多重ロジスティック回帰分析ともに，性別 (y) に対して腕の長さ (x_1) や脚の長さ (x_2) などが影響するだろうと考えて，$y = a + bx_1 + cx_2 + \cdots$ から，たとえば，

[†2] 厳密には異なるが，基本は同じ．

$$\text{性別}(y) = a(\text{定数}) + b \times \text{上肢長}(x_1) + c \times \text{下肢長}(x_2) + \cdots$$

のような式を仮定して，偏回帰係数 $a, b, c, \cdots$ の値を推定する．式自体は重回帰分析と全く同じだが，異なるのは従属変数 y がダミー変数，すなわち 0 または 1 といった名義尺度で表される 2 分類のデータとなっている点である．

判別分析と多重ロジスティック回帰分析の違いは，**判別分析は量的な独立変数 x にしか対応していないが，多重ロジスティック回帰分析は独立変数 x が質的であってもよい点**である．さらに多重ロジスティック回帰分析は，ほとんどのような分布であっても問題なく適用できる．図 2.3 の**柔軟度**は {1 =かたい，2 =普通，3 =やわらかい} という検査者の主観で 3 段階に評価している順序尺度のデータである．このようなデータが多く含まれるときは，判別分析ではなく多重ロジスティック回帰分析を適用させるほうがよい[†3]．多重ロジスティック回帰分析は適用範囲が広いため，**判別分析か多重ロジスティック回帰分析かと悩むときは，迷わず多重ロジスティック回帰分析を使うとよいだろう**．こうしたことから，本書では判別分析の説明はしていない．

◆参照ページ◆

- 多重ロジスティック回帰分析の理論 ⇒ 第 5 章（p.95）
- SPSS で解析する ⇒ §6.8（p.123）

---

§2.5 ● 主成分分析

◎理論的な特徴

- 多変数のもつ変動をなるべく少数の合成変数に総合して表す手法．
- 量的な独立変数が複数で，**従属変数 (y) は存在しない**．
- 関数は $bx_1 + cx_2 + \cdots$ となる（y は存在しない）．

◎具体例

今まで紹介した手法は $y = a + bx_1 + cx_2 + \cdots$ の形式で，従属変数の y が存在していた．しかし主成分分析では，y は実際に存在する変数ではなく構成概念[†4]としての y を考える手法である．

[†3] 独立変数に 1 つでも質的データが含まれるようであれば，多重ロジスティック回帰分析を推奨する．しかし，絶対に判別分析が使えないというわけではない．
[†4] いくつかの要素を 1 つのまとまりのあるものに組み立てるのが構成で，その思考内容や言語表現の意味内容，つまり形としては表せないものをいう．

これだけだと理解しがたいので，具体例を挙げる．図 2.4 のようなデータをとって，

$$0.8 \times 体重 (x_1) + 0.3 \times 身長 (x_2) + 0.5 \times 腹筋力 (x_3) + 0.8 \times 腹幅 (x_4)$$

という式を作る．この式で体重と腹幅の係数，**主成分負荷量**[†5] **component loading** が高い値を示し，それ以外は低いので，

$$（肥満度）= 0.8 \times 体重 (x_1) + 0.3 \times 身長 (x_2) + 0.5 \times 腹筋力 (x_3) + 0.8 \times 腹幅 (x_4)$$

といった従属変数 (y) をイメージできるであろう．もちろんこれは構成概念なので「肥満度ではなく体格だ」と考える人もいると思う．この構成概念の決め方は解析者に委ねることになる．

主成分分析では，1 つの式を作成した後，次に係数の低かった変数（身長，腹筋力）の関係がないかどうかを順次解析していく．主成分分析では同じ変数の組み合わせで係数が異なる複数の式が作られる．

	体重	身長	上肢長	下肢長	腹幅	腹筋力	柔軟性	立位体前屈
A	53.0	155.6	67.6	73.0	18.5	197.0	72.5	-1.7
B	59.0	160.0	68.8	75.8	15.8	204.0	90.0	23.7
C	53.5	157.4	66.4	74.0	19.0	271.6	90.0	13.7
D	47.0	153.2	66.1	72.3	14.5	240.8	76.3	-12.2
E	53.0	162.2	70.8	76.9	14.8	272.8	72.5	8.3
F	62.0	175.4	78.5	82.5	16.8	333.8	65.0	10.7
G	44.5	154.5	67.4	69.1	15.0	197.8	90.0	13.7
H	56.5	169.9	73.6	80.9	16.3	273.0	86.3	7.0

x または y

● 主成分分析
  体重，身長，上肢長，……，立位体前屈の，すべての変数を統合する
● 因子分析
  似通った変数をなるべく統合し，異なる変数群どうしは分ける．

図 2.4 主成分分析・因子分析の例

もし身長，上肢長，下肢長のみの主成分負荷量が高い値を示せば，y を柔軟度指標と考えるよりは，"体の大きさを表す要因" などの意味をつけたほうがよいだろう．

このようにして主成分分析は，多変数を 1 つの意味にまとめるという作業をする分析法である．

[†5] 因子負荷量 factor loading と呼ぶときもある．SPSS では因子負荷量と出力される．

> ◆参照ページ◆
> - 主成分分析の理論 ⇒ 第 7 章（p.135）
> - SPSS で解析する ⇒ §8.5（p.154）

§2.6 因子分析

◎理論的な特徴

- 似通った変数どうしをなるべく統合し，異なる変数群どうしは分ける解析法．
- 量的な従属変数が複数で，独立変数を必要としない解析法である[†6]．

◎具体例

因子分析は主成分分析と同じ手法と思われているところもある．しかし理論的には異なる手法である．図 2.4 のデータを対象として考えると，因子分析では，

$$体重 = b_{11} \times f_1 + b_{21} \times f_2 + \cdots + \varepsilon_1$$

$$身長 = b_{12} \times f_1 + b_{22} \times f_2 + \cdots + \varepsilon_2$$

$$上肢長 = b_{13} \times f_1 + b_{23} \times f_2 + \cdots + \varepsilon_3$$

$$\vdots \qquad \vdots \qquad \vdots$$

という式を作る[†7]．図 2.4 の対象とした変数すべてにおいて上式を作成する．f_i は**共通因子 common factor** または**潜在変数 latent variable** と呼ばれる．ε_j は**独自因子 unique factor** と呼ばれる[†8]．b_{ij} は**共通因子負荷量 common factor loading** と呼ばれるものであるが，単に**因子負荷量 factor loading** と呼ぶことが多い．

因子分析では，因子負荷量の大きさから 1 つひとつの共通因子 f_i（構成概念）に意味づけしていく．重回帰分析で出てきた式，すなわち重回帰式「体重 $(y) = a + bx_1 + cx_2 + \cdots$」の中の $x_1, x_2, \cdots (= f_1, f_2, \cdots)$ を求めて意味づけるのが目的である．

因子分析と主成分分析との違いを例に挙げて解説する．図 2.4 の体重，身長，上肢長，柔軟性，立

[†6] 量的な独立変数が複数で従属変数を必要としない，と考えられるときもある．
[†7] 主成分分析が実測の独立変数と概念の従属変数よりなっているのに対して，因子分析は実測の従属変数と概念の独立変数よりなると考えられることもある．
[†8] 独自因子は，**特殊因子 specific factor** と誤差の和である．かたや独自因子は特殊因子と同義に用いられることもある．

位体前屈を対象として，これらの変数全体は"体の柔軟性"に関与するのではないかと考えて，主成分分析を行う．その結果，図 2.5a のように上肢長，身長，体重も影響しているが，立位体前屈，柔軟性が高い係数値を示している場合，これら全体として"体の柔軟性"を表すのではないかと考えられ，また"体の柔軟性"に影響する度合いを調べることができる．因子分析では，図 2.5b のように第 1 因子 f_1 に対する因子負荷量（係数）の大きいものが体重，身長，上肢長（もちろんすべての変数について，因子負荷量は求められるが）であったときは"体格"，第 2 因子 f_2 に対する因子負荷量（係数）の大きいものが柔軟性，立位体前屈であったときは"柔軟度指数"と考える．考えようによっては同じことをしているように思えるが，主成分分析は**全ての変数を統合する**のに対して，因子分析は**似通った変数**どうしをなるべく統合し，**異なる変数群**どうしは分けるように考える違いがある．

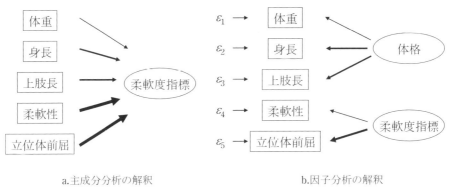

a.主成分分析の解釈　　　　　　b.因子分析の解釈

図 2.5　主成分分析と因子分析の解釈の違い

a の主成分分析では第 1 主成分（楕円の囲み）のみの模式図である．b の因子分析では第 2 因子（楕円の囲み）まで記載し，実際にはすべての変数に対して矢印が引かれるが，理解を平易にするために省略している．

たしかに，解釈上は主成分分析も因子分析も同じような感じなので，同一と考えてもよいだろうという意見もあるが，解析の目的に応じて使い分けるべきであろう．

◆参照ページ◆

- 因子分析の理論 ⇒ 第 9 章（p.165）
- SPSS で解析する ⇒ §10.4（p.183）

§2.7 ●比例ハザード分析

◎理論的な特徴

- ある事柄が起こった群と起こらない群の2群に対して，複数の変数の影響を時間的な要素も考慮して，調べる解析法．
- 質的な従属変数（2値型）が単数，量的または質的な独立変数が複数．
- 判別分析と共通で $y = a + bx_1 + cx_2 + \cdots$ の形となる．これに時間的な要素を表す変数の影響を考慮する．

◎具体例

比例ハザード分析は，ロジスティック回帰分析の理論を応用した生存分析の手法である．基本的な理論は重回帰分析や多重ロジスティック回帰分析と同じである．生死（0-1型）を表す従属変数に対して，**罹患期間の変数を考慮して生死判別のための独立変数の影響度合いを知る手法である．**

	転倒骨折 （あり＝1）	運動開始後の期間 （日数）	歩く速さ (m/分)	年齢 （歳）	握力 (kg)
A	1	150	40	78	15
B	0	160	30	75	20
C	1	157	40	80	12
D	0	153	60	60	30
E	0	162	100	65	50
F	1	175	30	85	7
G	0	154	35	82	11
H	0	169	25	77	22

↑ y ↑ 時間的要素の変数 x

図 2.6 比例ハザード分析の例

従属変数は必ずしも生死の変数である必要はなく，たとえば図2.6のように「転倒骨折を起こした・起こさなかった」の分類に，歩く速さや年齢，握力のそれぞれの影響度合いはどれくらいか，運動開始後の期間といった時間的影響も考慮したいデータがあるときに適用する．

◆参照ページ◆

- 比例ハザード分析の理論 ⇒ 第11章（p.199）
- SPSSで解析する ⇒ §12.5（p.212）

§2.8 ●正準相関分析

　正準相関分析 canonical correlation analysis は従属変数，独立変数ともに2変数以上であるとき，従属変数の総合特性値に対して独立変数がどのように影響するかを解析する．いわば**従属変数が2つ以上存在する重回帰分析**と考えることができる．これに主成分分析的な要素も加わる．すなわち，

$$Y = my_1 + ny_2 + \cdots$$
$$X = ax_1 + bx_2 + \cdots$$

といった2つの式を作り，YとXの相関を最大にするような係数m, n, a, bを決定する手法である．

　たとえば握力，上体起こし回数，長座位体前屈といった従属変数y群に対して，身長，体重，体脂肪といった独立変数x群がどのように影響しているかを知りたいときに適用する．

　正準相関分析は，SPSSでは正式なメニューに組み込まれていない[9]ので，特殊な手順で行う必要がある．そのことから，本書では簡単に解説するに止まり，手順と結果の読み方程度を説明する．

◆参照ページ◆

- 正準相関分析の理論とSPSSによる解析 ⇒ 第13章（p.225）

　以上の手法をパス図（図2.7）に表した．この図をもとに各解析法のイメージができる．

---

[9] ダミー変数を対象としたカテゴリーデータに対する正準相関分析は，オプションによって追加可能である．

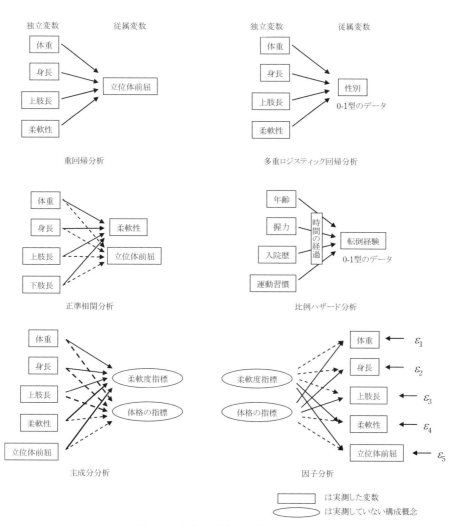

図 2.7 本書で解説する手法のパス図

§2.9 その他の手法

2.9.1 林式数量化理論

林式数量化理論は，正規分布に従わない名義尺度や順序尺度のデータを解析する際に有効だといわれる．しかし，最近ではあまり使われないようになった手法である．

●数量化 I 類

従属変数（とくに外的基準という）が量的データで評価されており，独立変数が離散変数（名義尺度や順序尺度）で評価されている場合，数量化 I 類 quantification method of the first type の適用となる．独立変数が質的データの場合の重回帰分析と考えることができる．

●数量化 II 類

数量化 II 類 quantification method of the second type は外的基準が 0-1 型の 2 値変数で評価されている場合に適用となる．独立変数が質的データの場合の判別分析と考えることができる．

●数量化 III 類

数量化 III 類 quantification method of the third type は，独立変数が質的データの場合の主成分分析と捉えることができる．

2.9.2 分散分析

分散分析はさまざまな手法があり，複雑である．表 2.1 では，質的な独立変数が複数で，量的な従属変数が単数となっており，重回帰分析と同じ構成である．分散分析は 3 標本または 3 条件以上の差の検定に適用する手法である．1 つの要因（独立変数）について，3 標本以上の差を調べるときは 1 元配置分散分析と呼ぶ．要因が 2 つになれば 2 元配置分散分析となる．1 つの要因について 3 条件以上の差を調べるときは反復測定による分散分析と呼ばれる．この手法については本書で扱わないので，たとえば文献 [1] などを参照されたい．

2.9.3 その他の手法

その他の応用的な手法はたくさんある．奥野 [3] や柳井 [4] といった文献が参考となろう．

§2.10 ● SPSSによるデータ操作の解説

本書では各手法ごとに例題を挙げている．例題のデータ形式によっては，解析前にデータの加工やグラフ化が必要となり，そのつどSPSSによるデータ操作の手順を解説している．

以降に，本書で扱うSPSSのデータ操作手順をまとめておいたので，索引として利用されたい．

- 順序・名義尺度データのダミー変数化 ⇒ §4.3（p.67）
- シンタックスコマンドを用いたダミー変数への変更 ⇒ §8.2（p.146）
- 比・間隔・順序尺度データのカテゴリー化 ⇒ §6.3（p.114）
- 散布図行列の作成 ⇒ §6.5（p.117）
- 散布図の編集 ⇒ 12.2.3 項（p.208）
- ヒストグラムの作成 ⇒ §4.5（p.73），§6.4（p.116）
- 箱ひげ図の作成 ⇒ §12.3（p.210）
- 相関行列表の作成 ⇒ §4.4（p.70）
- 分割表の作成と連関係数を求める ⇒ §6.6（p.118）
- 変数のべき乗変換 ⇒ §4.6（p.75）

3 重回帰分析のしくみ

多変量解析のうちでも最も使われる機会の多い，重回帰分析の簡単な理論と用語を解説する．

> **★手法の概要**
> - 従属変数 y に対して，独立変数 x の影響度合いを解析する．または従属変数 y の予測式を構築する．
> - 従属変数 y は量的かつ 1 つ．
> - 独立変数 x は量的かつ 2 つ以上．

§3.1 重回帰分析とは

回帰分析 regression analysis（または単回帰分析という）は，

$$y = a + bx \quad (a：定数, b：回帰係数)$$

という式を推定するものである．

この式の y を従属変数 dependent variable とか目的変数 object variable，または基準変数 criterion variable と呼ぶ．外的基準 external criterion と呼ぶこともある．かたや，x を独立変数 independent variable とか説明変数 explanatory variable，または予測変数 predictive variable と呼ぶ．

たとえば対象者の年齢をもとに年収を予測したいとき，従属変数 y を年収，独立変数 x を年齢として，

$$年収 (y) = a + b \times 年齢 (x)$$

と考える．

しかし，世の中の現象は単純でないことが多い．年齢だけで年収を予測するには無理なことが多い．当然，医学でとり扱う問題も単純ではないものが多くなってきている．風邪はウイルスによって引き起こされることがわかっているが，その時の体調や栄養状態によっては必ずしも風邪をひくというわけではない．つまり，1つの原因だけで風邪をひくわけではない．

年収の例に戻ると，年齢の他に残業時間とか，就業年数，学歴などで異なってくるだろう．そこで，

$$年収 = a + b_1 \times 年齢 + b_2 \times 残業時間 + b_3 \times 就業年数 + b_4 \times 学歴$$

という式を考えると，年齢のみの回帰式より推定の精度が上がるかもしれない．

これを一般化して独立変数が $x_1, x_2, \cdots, x_p$ の p 個ある式を考えると，

$$\hat{y} = \alpha + \beta_1 x_1 + \beta_2 x_2 + \cdots + \beta_p x_p \tag{3.1}$$

（α は母定数；$\beta_i (i = 1, 2, \cdots, p)$ は母偏回帰係数）

と表す．$\hat{y}$ は予測値なので，実際のデータ y を利用して対象者 j ごとの

$$y_j = a + b_1 x_{1j} + b_2 x_{2j} + \cdots + b_p x_{pj} (+e_j) \tag{3.2}$$

（a は定数；b_i は偏回帰係数）

という方程式を構築し，α, β_i の推定値 a, b_i を求める．(3.2) 式では，予測値 $\hat{y}$ と実測値 y の誤差 e_j を設ける．この誤差 e_j は**平均 0，分散 1 の正規分布に従わなければならない**[†1]．

このような x が2つ以上ある**重回帰式**(重回帰モデルとも呼ぶ)は，**重回帰分析 multiple regression analysis** によって作られる．y は1つだが，x は何個あってもよい．

すべての対象の値を (3.2) 式に代入し，実測値の y と予測値 $\hat{y}$ の相関が最大となるような**偏回帰係数 partial regression coefficient** b_i を，相関最大という基準と同等の最小2乗法で求める．

これ以上の話になると，面倒である．統計ソフトの普及している現在，重回帰分析を手計算で行うことはめったにない．むしろ，SPSS で解析したときに出力される，いろいろな結果を解釈できるかどうかということが問題である．

[†1] このことを「$N(0,1)$ に従う」と記載することもある．

SPSS で重回帰分析を行うと結果は瞬時に出力されて重回帰式も簡単に作ることができるが，それで解析が終了するわけではない．さまざまな指標をもとにして，独立変数の組み合わせを吟味し，最も有効な重回帰式を作成する作業が必要である．

重回帰分析はパラメトリックな手法であり，基本的に従属変数，独立変数ともすべて正規分布に従うことが望ましいといわれるが，じつは誤差 e_j が平均 **0**，分散 **1** の正規分布に従わなければならないのである．現実のデータでは，なかなか難しいときもある．ときには名義尺度のデータを入れなければならないときもある．これがどの程度まで許容されるかに関しては，明確な知見がない現状であるが，多少含まれている程度であれば，ほとんど問題がない．

重回帰分析を行う主な目的は，

1. 予測式を求める
    ⇒ 適合度を詳細に考慮して適切な重回帰式を構築
2. 従属変数に対する各独立変数の影響程度を検討する
    ⇒ 偏回帰係数の有意性を最重視して重回帰式を構築

の 2 つに分けられる．

さきの年収の例で挙げた重回帰式，

$$年収 = a + b_1 \times 年齢 + b_2 \times 残業時間 + b_3 \times 就業年数 + b_4 \times 学歴 \tag{3.3}$$

をもとに，上述の目的を解説する．

■ 予測式を求める

(3.3) 式で，年収（従属変数）を予測するために年齢，残業の時間，就業年数，学歴（独立変数）のすべては必要であろうか．もしかして年齢だけで十分予測できた，ということもあり得る．そこで決定係数や残差（これらの用語の意味は後述する）といった指標を考慮しつつ，どの独立変数が必要で，どの変数が不要というように，変数のつけたしや削除をして予測精度の高い重回帰式を作る．重回帰分析を行うほとんどのケースでは，このような予測式を求める目的である．本書でも，精度の高い予測式を求めることを目的とした手順を解説する．

■ 従属変数に対する各独立変数の影響程度を検討する

他方，回帰式の予測精度はあまり関係なく，年齢，残業時間，就業年数，学歴のうち，どの順に年収に影響するかという影響度合い（偏回帰係数）を知る目的で行うこともある．これは各独立変数の有意性や係数の値，係数の信頼区間を最重視する．

極端にいうと，決定係数や残差などの適合度指標を頼りに独立変数をつけたしたり削除するのではなく，あらかじめ重回帰式の独立変数を決めておいて，各独立変数の有意性と偏回帰係数の大きさ（影響度合い）を比較する方法である．

これら2つの目的によって，まったく違った手順で解析するというのではなく，変数の有意性を重視して解釈するか，有意性とともに適合度指標も考慮して解釈するかといった解釈上の違いだと考えていただきたい．

§3.2 ●重回帰分析の手順

重回帰分析は図3.1のように進める．

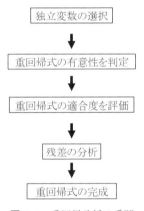

図 3.1　重回帰分析の手順

この一連の流れをパソコンがすべて自動で行ってくれれば問題ないのだが，各ステップごとに解析者が判断しながら進めていかなければならない．

まずは，解析を進めていくにあたって必要となる基本的な用語を解説する．

§3.3 ●独立変数の選択

変数選択の方法は，以下の3つに分けられる．

1. 変数指定法
2. 総当たり法
3. 逐次選択法

1. の変数指定法（強制投入法）は，解析者の専門的見地から，主観で独立変数を決めてしまって重回帰式に入れる手順である．さきの例では，年収に対して年齢，残業の時間，就業年数，学歴が影響するはずだと考えて，これらすべてを対象に重回帰分析を行う．一般に，最初から独立変数が決まっているということは少なく，通常は以降の変数選択法を行うことになる．

2. は，独立変数のすべての組み合わせを考え，独立変数の有意性を頼りに最も良好な重回帰式を探す方法である．この手法は絶対的に良い重回帰式を構築することが可能だが，独立変数の数が多いと組み合わせ数が膨大となってしまうので計算に時間がかかる欠点がある．たとえば独立変数の数 $p=5$ のときには 31 通りですむが，$p=10$ のときには 1,023 通り，$p=30$ のときには 1,073,741,823 通りの重回帰式を作る必要がある．パソコンを使ったとしてもけっこう時間がかかってしまう．

3. はステップワイズ法 stepwise method とも呼ばれる．有意水準 p や統計量の変化を理論的に観察しながら，独立変数をとりこんだり除いたりして，少しずつ適した重回帰式に近づける方法である．こうした点で上述の方法よりも推奨される．ステップワイズ法は SPSS でもプログラムされているが，さらに以下の 3 つの手法に分けられている．

■ 変数増加法

変数増加法 forward selection method は，重回帰式に 1 つずつ独立変数を追加していく，というものである．有意確率 p や統計量 F 値をもとに有効な変数から順次加えていき，少なくとも 1 つの独立変数が有意でなくなったときに終了する（図 3.2）．

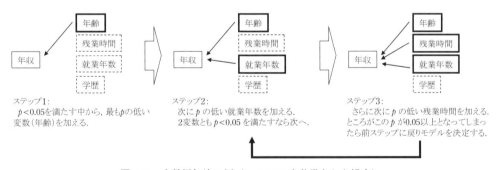

図 3.2　変数増加法の例（$p < 0.05$ を基準とした場合）

■ 変数減少法

変数減少法 backward selection method は，変数増加法とは逆に 1 つずつ独立変数を除外していく，というものである．変数増加法の逆の手順である（図 3.3）．

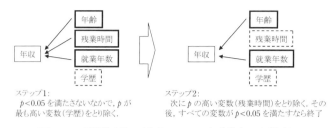

図 3.3 変数減少法の例（$p < 0.05$ を基準とした場合）

■ 変数増減法

変数増減法 forward-backward stepwize selection は，独立変数をとりこんだり除いたりして，少しずつ良い重回帰式に近づけようという方法である（図 3.4）．SPSS でのステップワイズ法である．p や F 値を目安として重回帰式に加える投入の基準値（p_{in} または F_{in}）と重回帰式からとり除く除去の基準値（p_{out} または F_{out}）を決める（ただし $p_{in} < p_{out}$, $F_{in} < F_{out}$[†2]）．上記の 2 つの手法よりも複雑であるが，それだけ適切な重回帰式が作られる可能性は高いので，優先的に使用するべきである．極端にいえば，常にこの手法で問題ない．

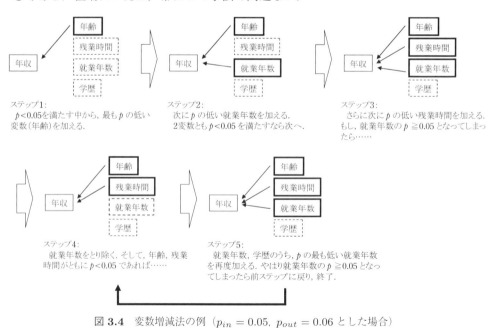

図 3.4 変数増減法の例（$p_{in} = 0.05$, $p_{out} = 0.06$ とした場合）

[†2] 統計ソフトによっては，$p_{in} = p_{out}$, $F_{in} = F_{out}$ の可能なものがある．この場合でも厳密には $p_{in} < p_{out}$，$F_{in} < F_{out}$ で計算している．

逆に変数減増法という手法もある．これは，すべての変数が選ばれている状態から始め，変数増減法の逆の手順で行う．

> 《知識》4
>
> 変数自動選択の手法を使うと，独立変数が多いときは大変便利である．しかし，全自動で常に理想に叶った重回帰式が構築されるとはかぎらない．専門的見地から，この変数とこの変数は組み合わせて残すべきとか，この変数は必要ないだろうと考えることもあろう．したがって，必ずしも自動選択に従う必要はない．機械的な自動選択では独立変数間の構造を無視した重回帰式が構築され，解釈が困難となるケースもしばしばある．

♠ 補足 ♠3　偏回帰係数は独立変数の組み合わせによって値が変化する

たとえば年収を従属変数，年齢と残業時間を独立変数とした重回帰式と，年収を従属変数，年齢と就業時間を独立変数とした重回帰式を考える．それぞれの式で年齢の偏回帰係数値は異なる．なぜなら偏回帰係数は年収に対する年齢単独の影響を表すのではなく，年収に対して残業時間あるいは就業時間の影響分をとり除いた形で表されるからである．変数増減法によって変数を出し入れするとき，すべての偏回帰係数の有意性は変化するために再評価しなければならない．

● 独立変数選択の基準

変数増減法では，p や F の投入値や除外値を決めなければならない．これには確定した基準がなく，慣習的には $F=2.0$（変数増減法の場合は，$F_{in} = 2.5$, $F_{out} = 2.0$）とすることが多いようである．また，有意確率を用いる場合は $p_{in} = 0.05$, $p_{out} = 0.1$ 程度にする[†3]．この基準は絶対的なものではないので，値を上下させてみてもよい．有効な独立変数であっても，他の変数を増減させると p または F 値が変化するので，有意水準は少し高めに設定しておく．

変数の自動選択法は便利なものであるが，数理的なアルゴリズムでの選択のため専門的な観点から不必要な変数がとりこまれたり，有意でなくとも必要である変数が除去されたりする危険性がある．最終的には手動で選択することが望ましい．その意味で，変数選択法を過信しすぎないように注意しなければならない．

●実践のポイント●

- 変数選択の方法に迷ったら，ステップワイズ法（変数増減法）を選ぶ．
- p を基準にした変数選択を参考にし，$p_{in} = 0.05$, $p_{out} = 0.1$ 程度にする．

[†3] F でも p でもどちらを用いてもよいが，p による指定のほうが理解しやすい．

§3.4 重回帰式の有意性を判定する指標

3.4.1 分散分析表

重回帰では，分散分析表が出力される．この分散分析表は差があるかどうかを検定するためではなく，**重回帰式が有意に成り立つか成り立たないかを検定**するものである．

分散分析表は"**帰無仮説 H_0：重回帰式にとり込まれた独立変数で従属変数は説明できない**"を検定する．

$$\text{全変動}\, S_T = \text{回帰による変動}\, S_R + \text{誤差（残差）変動}\, S_E$$

という関係を利用して，S_R を1要因とした1元配置分散分析を行い，求めた F 値が，自由度 $(p, n-p-1)$ の F 分布に従うことを利用して検定を行う．

この分散分析の結果は，ほとんどの場合で有意となる．逆にいえばこれが有意でない場合は，ほぼ間違いなくその重回帰式は役に立たない．また，これが有意でありさえすればよいというものではなく，最低限クリアすべき指標でしかない．

●**実践のポイント**●

- 最低限，分散分析の結果が有意でない場合はその重回帰式は役に立たない．

3.4.2 偏回帰係数

偏回帰係数 partial regression coefficient は，重回帰式における独立変数 x_i の係数である．年収を従属変数，年齢，残業時間を独立変数とした重回帰式では，年齢の偏回帰係数は他の独立変数（残業時間）の影響を除外した従属変数（年収）に対する回帰係数となる[4]．

標準偏回帰係数 standardized partial regression coefficient は，

$$y^* = \frac{y - \bar{y}}{\sqrt{s_y^2}} \tag{3.4}$$

$$x_i^* = \frac{x_i - \bar{x}_i}{\sqrt{s_{x_i}^2}} \tag{3.5}$$

により，すべての変数を平均 0，分散 1 に換算して重回帰分析を行うため，単位に依存しない係数

---
[4] 当然ではあるが，独立変数が1つの単回帰分析での回帰係数と，重回帰分析での偏回帰係数とは一致しない．

となる．これは**各独立変数が従属変数にどれくらい影響しているかを知りたいときに参照**する．標準偏相関係数が大きい独立変数ほど，従属変数への影響が大きい．標準偏回帰係数は±1の範囲に収まるので相関係数と同様の解釈となるが，まれに±1を超えることがある．

　SPSSでは各独立変数の有意確率，信頼区間が出力される．すべての独立変数が有意であればよい重回帰式といえるが，有意でない独立変数があった場合は§3.3の変数選択法を参考にして除去したり加えたりする．

◎ 3.4.3　偏相関係数

偏相関係数 partial correlation coefficient は，従属変数に対する他の独立変数の影響を除いた1つの独立変数の相関係数である．したがって，従属変数に対する独立変数の影響度合いを表す．

　相関係数と同じく±1に近いほど影響が強い．偏相関係数が大きい独立変数ほど，従属変数への影響が大きい．標準偏回帰係数とは用語が違うが，解釈上はほぼ同一である．

●実践のポイント●

- **偏回帰係数**は，予測式を作るときの係数値である．
- **標準偏回帰係数**は，従属変数 y に対する独立変数 x の影響度を表す値である．

---

§3.5　重回帰式の適合度を評価する指標

◎ 3.5.1　重相関係数

重相関係数 multiple correlation coefficient R は，重回帰式の当てはまりのよさを表すものである．R は，重回帰式から得られる予測値 $\hat{y}$ と実測値 y の相関係数[5]であり，$0 \leq R \leq 1$ の範囲をとる．R が1に近いほど，精度が高い（当てはまりが良い）重回帰式であると判定する．この有意性の検定は分散分析の検定と同じである．

　重相関係数はどの程度クリアしなければならないという基準はないが，一般的には $R \geq 0.7$ が理想である[6]．

---

[5] 独立変数が1つの単回帰分析では，x と y の相関係数＝重相関係数となる．
[6] 理論的根拠のない値であり，絶対基準ではない．予測式を作る目的ではこの基準を満たしたほうがよいが，独立変数の影響度を検討する目的であれば必ずしもこの基準を超える必要はない．

R は独立変数の数 p が多くなると，重回帰式の精度に関わらず 1 になってしまう性質があり，当てはまりのよさの指標として役に立たなくなる．また，独立変数の数 p が違うと，重回帰式の適合度とは無関係に R も変化するため，p と n の数が異なる重回帰式どうしを比較する場合は自由度調整済み重相関係数を参考にする．

◎ 3.5.2 決定係数

決定係数 coefficient of determination R^2（多重決定係数とも呼ぶ）は，実測値の分散に対する予測値の分散の割合で，重回帰式の適合性を評価する指標となる．R^2 は，

$$R^2 = \frac{\sum_{i=1}^{n}(\hat{y}_i - \bar{y})^2}{\sum_{i=1}^{n}(y_i - \bar{y})^2} \tag{3.6}$$

で求められる．簡単には，重相関係数 R を 2 乗した値である．これもどれくらいあるとよいかという基準に対して定説はないが，一般的には $R^2 \geq 0.5$ が理想である．

決定係数は $R^2 \times 100$ %とした**寄与率 proportion** として表すこともある．重相関係数と決定係数は同じ意味をもつのでどちらか一方を示せばよいが，どちらかといえば決定係数の提示が望ましい[†7]．

また，R^2 も R と同様に，独立変数の数が多くなると精度に関わらず 1 になってしまう性質がある．

◎ 3.5.3 自由度調整済み重相関係数・決定係数

自由度調整済み重相関係数 multiple correlation coefficient adjusted for the degrees of freedom $\hat{R}$ は，上述した独立変数の数 p によって重相関係数 R が変化するという問題を解決する．

自由度調整済み重相関係数の 2 乗 $\hat{R}^2$（これは**自由度調整済み決定係数である**）と独立変数の数 p，標本の大きさ n は，

$$\hat{R}^2 = 1 - \frac{n-1}{n-p-1}(1 - R^2) \tag{3.7}$$

の関係がある．$\hat{R}^2$ から換算して求めた $\hat{R}$ が自由度調整済み重相関係数となる．

さらに**自由度 2 重調整済み重相関係数**（自由度再調整済み重相関係数）$\hat{\hat{R}}^2$ というものもあり，

$$\hat{\hat{R}}^2 = 1 - \frac{(n-1)(n+p+1)}{(n+1)(n-p-1)}(1 - R^2) \tag{3.8}$$

[†7] 個々の独立変数 x_p についての重回帰式への寄与率は，標準偏回帰係数×相関係数として算出できる．

によって求められる．パソコンから $\hat{R}$ や $\hat{R}^2$ が出力できるならば R, R^2 よりも，こちらを参考にして重回帰式の適合度を検討する．$\hat{R}^2$ と $\hat{\hat{R}}^2$ の優劣については断言できない．一般には $\hat{R}$ で十分だと考える．

$\hat{R}$ は負の値となることもあるが，その場合は "0"（かなり適合が悪い）と考える．なお，$R^2 > \hat{R}^2 > \hat{\hat{R}}^2$ の関係があり，$p < n$ (n：十分大) で $R^2 \fallingdotseq \hat{R}^2 \fallingdotseq \hat{\hat{R}}^2$ の関係がある．

◎ 3.5.4 赤池の情報量規準

赤池の情報量規準 Akaike's Infomation Criterion（AIC）は，重回帰式の適合度を評価する指標である．重回帰式の誤差項が正規分布に従うという仮定のもとで，誤差項の変動を S_E として，

$$\mathrm{AIC} = n \log \frac{S_E}{n} + n(\log 2\pi + 1) + 2(np + 2) \tag{3.9}$$

で与えられる．

AIC は，どれくらいの値であれば重回帰式が適合しているといった絶対規準ではなく，**AIC の小さい重回帰式のほうが適合性に優れている**という相対規準である．複数の重回帰式を比較するとき，AIC が最小の重回帰式[†8]を選択する，というふうに判断する．

n が小さいときの $\mathrm{AIC_C}$

$$\mathrm{AIC_C} = \mathrm{AIC} \times \left(\frac{n}{n-p-1}\right) \tag{3.10}$$

という指標もある．

AIC よりも優れた規準として，**ベイズ情報量規準 Bayesian Information Criterion（BIC）**（またはシュワルツのベイジアン情報量規準 Schwarz's Bayesian Information Criterion）というものがある．これも AIC と同様，低い値を示す回帰式が適合していることを意味する．

一般には，AIC の情報だけで十分である．

◎ 3.5.5 マローズの C_p

マローズの C_p Mallows's C_p は，予測値の平均 2 乗誤差を最小にするような基準である．変数が増加しても修正を加えて算出される利点がある．AIC と同様，C_p 値はできるかぎり小さいほうが適切である．マローズの C_p 最小化と AIC 最小化は（1）n が十分大きいとき，（2）各独立変数の

[†8] この方法を AIC 最小化規準（MAIC）とよぶ．

偏回帰係数の検定で $F = 2.0$ として重回帰式にとりこむときと，漸近的に同等となることが知られている．

◎ 3.5.6 最終予測誤差

最終予測誤差（**FPE**）は理論的にマローズの C_p と同じような指標である．これも，できるかぎり小さい値をとる重回帰式を選ぶ．なお，厳密に解析を行わないかぎりは，AIC のみ参考にする．

《知識》5　上述した適合度指標をすべて考慮して重回帰式を構築するというのは，かなりな労力である．とくにこだわりがないかぎりは，R, R^2 を基準に考える．

●実践のポイント●

- 適合度指標としては重相関係数 R, または決定係数 R^2 を参照する．
- 判断の目安として $R \geq 0.7$, $R^2 \geq 0.5$ のときに適合度が高い．
- R や R^2 によって2つ以上の重回帰式の適合度を比較できる．
- 独立変数の個数が異なる重回帰式どうしの適合度を比較する際は，$\hat{R}$, または $\hat{R}^2$ を参照する．

§3.6 ●残差の分析

残差 residual とは，重回帰式で予測した予測値と実測値との差（残差 = 実測値 − 予測値）である．残差が小さいほど，重回帰式は実際のデータに沿っていることになり，残差が大きいほど，重回帰式は実際のデータからかけ離れていることになる．これに関しては，既に述べた R や R^2 といった指標で確認できようが，より詳しく残差を分析することにより，個々のデータの問題を確認できる長所がある．

標準化された残差 standaridized residual とは，残差を単位に依存しないように標準化（平均 0, 標準偏差 SD を 1 に）した状態 [⇒ (1.8) 式 (p.10)] のものである．残差が正規分布に従うのであれば，平均 $\pm 2 \times SD$ 以上では約 95 %, 平均 $\pm 3 \times SD$ 以上では約 99 % よりも大きくかけ離れたデータである [⇒ 図 1.4 (p.11)] と判断できる．

スチューデント化された残差 Studentized residuals は，標準化された残差と似ているが，計算に使っている SD が異なる．たとえば {5, 10, 15, 100} というデータの**外れ値 outlier** は 100 であるが，これを標準化された残差にするときは外れ値の 100 も込みにしたデータで SD を求める．すると外れ値 100 の分だけ大きくなった SD で標準化するのだから，場合によっては外れ値を発見しにくくなる．そこでスチューデント化された残差は，i 番目のデータの残差を求めるときは i 番目のデータを抜いて，他のデータから求めた SD を使って標準化するということをデータごとに計算する．

重回帰分析における残差の分析は非常に重要である．その確認事項は，

- 重回帰式の残差（誤差項）は，①独立性，②等分散性，③正規性，が満たされているか
- 外れ値は存在しないか
- 回帰係数の結果が少数例の対象者に依存し，それを除けば大きく変化するようなことはないか
- 独立変数の中に互いに高い相関をもつ変数が混在して解が不安定になったり，回帰係数の推定精度が悪くなったりしていないか

が挙げられる．ほとんどの統計パッケージで残差は出力されるはずである．基本的には残差のグラフを描いて観察するのが簡単かつ明瞭であるが，さまざまな客観的指標も活用できる．

重回帰分析での**残差（誤差項）は正規分布に従う**のが**前提条件**となる．つまり，個々の独立変数が正規分布に従うか否かというよりも**残差の正規性が重要**なのである．

◎ 3.6.1 観察による残差の確認

残差の異常を観察によって判断するのは主観に頼らざるを得ない欠点があるが，思わぬ発見をすることもあるので必要な作業である．残差を正規 $Q-Q$ プロットや散布図（これらの用語は，たとえば [1] などを参照）として出力する方法や，特定の独立変数と残差を散布図にして観察する方法がある．

残差をグラフで観察すれば，異常に高い値や低い値の外れ値を発見できる．

◎ 3.6.2 ダービン・ワトソン比

データの残差は確率の法則にしたがって，でたらめ（ランダム）な値をとることがわかっている．残差が規則的に変動する場合はデータの問題が存在することになる．残差に，

- 増加と減少を周期的にくり返す

- 正（負）の値を示す残差が連続して生じる
- 正負の残差が交互にくり返して生じる

といった傾向が現れる場合は，重回帰式やデータを再度見直す必要がある．このような傾向を検出する指標として，ダービン・ワトソン比 Durbin-Watson ratio がある．**残差がランダムであれば，ダービン・ワトソン比は"2"に近づく**．残差がランダムでなく正の相関があれば"0"，負の相関があれば"4"に近づく．

●実践のポイント●

- 残差が正規分布に従うことを確認する．
- ダービン・ワトソン比は2に近い値をとることが望ましい．

§3.7 ●独立変数における影響の大きい値の確認

影響の大きい観測値 influential observations とは，簡単にいえば独立変数における外れ値のことである（図3.5）.

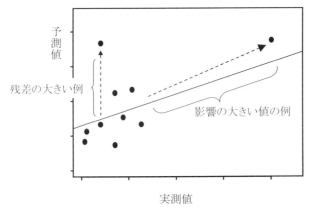

図 3.5 残差と影響の大きい値の違い

3.7.1 マハラノビスの距離・てこ比

マハラノビスの距離 D_i Mahalanobis generalized distance は，各対象者の値と独立変数の平均値との距離を表すもので大きいほど，影響の大きい観測値となる．マハラノビスの距離を利用した，てこ比 $D_i/(n-1)$ というものもある．てこ比はてこ比 $> 2p/n$ を基準にして異常を判断する．

3.7.2 クック統計量

クック統計量 Cook's distance は対象者 i を除外したときの他の残差の変化量を考慮した統計量である．

3.7.3 マハラノビスの距離，てこ比，クック統計量の特徴

以上を図 3.6 にまとめた．

この図は**立位体前屈のデータ.sav** をもとに，y を立位体前屈，x を柔軟性として単回帰を行ったものである．1 行目の値を図 3.6 中の表のように変化させた．

A はそのままの値で，B は柔軟性 x を 10 倍し，C は柔軟性 x，立位体前屈 y ともに 10 倍している．D は立位体前屈 y を 100 倍した．この変化を見ると，独立変数 x の外れ値に対して，マハラノビス距離とてこ比，クック統計量は反応している．従属変数 y の外れ値に対して，マハラノビス距離とてこ比はまったく変化しないという傾向が伺われた．

これをもとに，各統計値の特徴を把握しておいてほしい．

●実践のポイント●

- 影響の大きい値の確認は，必ずしも行わなければならないというものではない．
- マハラノビスの距離とてこ比は同等のものであるため，いずれかを参照する．

3.7.4 その他の指標

その他の各指標について，望ましい条件は（独立変数の数 p，標本の大きさ n として），

- 射影行列 H の対角要素 h_{ij} : $h_{ij} \geqq 2(p+1)/n$
- DFFITS : DFFITS $> 2\sqrt{p+1}/\sqrt{n}$

56　第3章　重回帰分析のしくみ

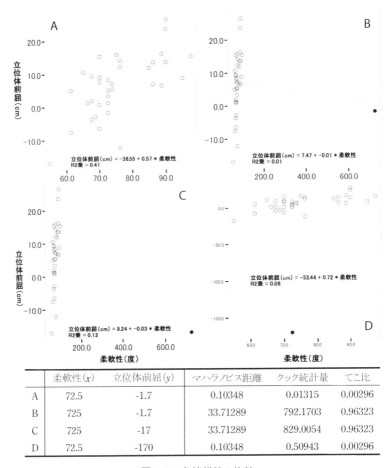

図 3.6　各情報量の比較

- COVRATIO：$[1 - 3(p+1)/n, \ 1 + 3(p+1)/n]$ 区間の境界に近いか外れる観測値の影響は強い．
- FVARATIO：$[1 - 3/n, \ 1 + (2p+3)/n]$ 区間の境界に近いか外れる観測値の影響は強い．

これらの指標は，かなり専門的となるため，めったに使うことはない．てこ比やクック統計量でも十分であろう．

重回帰分析の実際

前章までは重回帰分析を行うための基礎的な理論や用語の解説，意味を述べた．本章ではSPSSによる実際の解析手順を解説する．

解析手順の概要としては，前章の図3.1（p.44）に対して，具体的に図4.1の流れに沿って重回帰式を作ることになる．以降では，そのための手順を解説する．

§4.1 ● 事前準備

重回帰分析を始める前に，確認しておくべき事項を述べる．

◎ 4.1.1 独立変数に名義尺度のデータがあるとき

重回帰分析で扱う変数は，**原則としてすべて間隔尺度や比率尺度のデータでなければならない**．理論的には順序尺度，とくに名義尺度のデータは適用できないといわれる．しかし，どうしても順序尺度や名義尺度のデータを使用しなければならないときがある．

実際に結果を解釈する上では，**ダミー変数 dummy variable を入れて重回帰分析を行っても問題はない**といわれる．すべての独立変数をダミー変数にすると数量化I類 [⇒ §2.9（p.38）] と同様な結果が得られるともいわれる [5]．とくに重回帰分析を予測式の構築といった目的ではなく，従属変数に対する独立変数の傾向を探りたいと考えて行う場合は，多少のダミー変数が混在していても

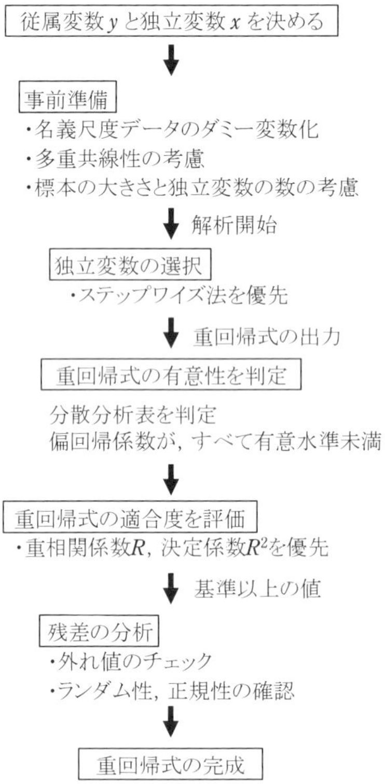

第4章 重回帰分析の実際

```
┌─────────────────────────────┐
│ 従属変数 y と独立変数 x を決める │
└─────────────────────────────┘
              ↓
┌──────────┐
│ 事前準備  │
└──────────┘
  ・名義尺度データのダミー変数化
  ・多重共線性の考慮
  ・標本の大きさと独立変数の数の考慮
              ↓ 解析開始
┌──────────────┐
│ 独立変数の選択 │
└──────────────┘
        ・ステップワイズ法を優先
              ↓ 重回帰式の出力
┌────────────────────┐
│ 重回帰式の有意性を判定 │
└────────────────────┘
  分散分析表を判定
  偏回帰係数が，すべて有意水準未満
              ↓
┌────────────────────┐
│ 重回帰式の適合度を評価 │
└────────────────────┘
  ・重相関係数 R，決定係数 $R^2$ を優先
              ↓ 基準以上の値
┌──────────┐
│ 残差の分析 │
└──────────┘
  ・外れ値のチェック
  ・ランダム性，正規性の確認
              ↓
┌──────────────┐
│ 重回帰式の完成 │
└──────────────┘
```

図 4.1 重回帰分析の実際

適用できる．ただし，

- ダミー変数を従属変数にはできないこと
- ダミー変数の各カテゴリー度数に著しい偏りがないこと

といった条件は満たしておいたほうがよい．

　名義尺度のデータは解析の前にダミー変数へ変更しておく必要がある．ダミー変数とは，2値型（0-1型）のデータである．変数のカテゴリー数に応じて（カテゴリー数 − 1）列を設けて変更する．
　|男・女| や |あり・なし| のような0-1型の2カテゴリーデータであれば，そのままの形で変更する必要はない．データの加工が必要なのは，3カテゴリー以上のデータ，たとえば薬種の変数 |A薬，B薬，C薬| や住所 |地域D，地域E，地域F，……| といった分類の場合である．
　|A薬，B薬，C薬| のような名義尺度の変数があったとき，表4.1のように3列の変数に変更することを想像する．

表 4.1 独立変数（治療薬）の区分

	A 薬	B 薬	C 薬
x_1	1	0	0
x_2	0	1	0
x_3	0	0	1
x_4	0	1	0

しかし，この状態で解析にかけると逆行列計算不能となり計算できないことがある．変数が k 個のカテゴリーで構成されているとき（ここでは $k=3$），データは $(k-1)$ 個の $D_1, D_2, \cdots, D_{k-1}$ 列で入力するのが正解である（表 4.2）．

表 4.2 "治療薬"のダミー変数化

	D_1	D_2
x_1	1	0
x_2	0	1
x_3	0	0
x_4	0	1

いずれかのカテゴリーを基準値 reference group として分類していく．この例では基準値を C 薬とし，A 薬に該当する人は $D_1=1, D_2=0$，B 薬では $D_1=0, D_2=1$，C 薬は $D_1=D_2=0$ と入力する．

同様に，図 4.2 の例も挙げておく．

対象	在住地域
山田	A町
佐藤	B町
伊藤	C町
鈴木	A町
田中	B町

→

対象	A町	B町
山田	1	0
佐藤	0	1
伊藤	0	0
鈴木	1	0
田中	0	1

名義尺度のデータ　　　　カテゴリー分の列を作り，0-1型に変更

注意点：
・上述の例ではカテゴリーが{A町, B町, C町}の3つ．
・ダミー変数は，(カテゴリー数−1)列で作成する．
・解析では，全列を1変数として扱う．

図 4.2 名義尺度データのダミー変数化

◎ 4.1.2 多重共線性

変数選択の前提として，**多重共線性 multicollinearity**（または，マルチコ現象）も考慮しておかなければならない．多重共線性が存在すると重回帰分析における逆行列計算の支障となり，回帰式の精度も悪くなる．

多重共線性は，

- 独立変数間に相関係数 $r \fallingdotseq 1$ の関係が含まれるとき
- ある独立変数を従属変数として，その他の独立変数と重回帰分析を行ったとき，重相関係数が $r \fallingdotseq 1$ のとき
- 独立変数の個数が標本の大きさ n に比べて大きいとき

に生じることがある．

多重共線性の確認法として，

- 独立変数間の相関行列から相関係数 $|r| \fallingdotseq 1$ が存在するかを観察
- R^2 がきわめて高いにも関わらず，標準偏回帰係数または偏相関係数が極端に小さい独立変数はないか

がある．こうしたときはいずれかの変数を削除してみる．

客観的な判断基準としては，**分散インフレ係数 variance inflation factor**（VIF；分散拡大要因とも呼ぶ）がある．たとえば，従属変数 y, 独立変数 x_1, x_2, x_3, x_4 で構築された重回帰式があるとする．x_1 を従属変数，残りの x_2, x_3, x_4 を独立変数とした重回帰式を構築し，重相関係数 R_1 を求める．これを利用して，

$$\text{VIF}_1 = \frac{1}{1 - R_1^2} \quad \text{（分母は許容度〔トレランス tolerance〕と呼ばれる）} \tag{4.1}$$

を求め，$\text{VIF}_1 \geq 10$ となるようであれば，x_1 を除いたほうがよいというものである．これを順次くり返して，すべての変数について VIF を求める．このほかに，**固有値と条件指標**というものがある．計算の詳細は省略するが，固有値が小さく条件指標が大きいとき（30 以上程度）に，分散の比率が大きいものどうしは多重共線性を有している可能性がある．

●実践のポイント●

- 独立変数間に相関係数 $r \fallingdotseq 1$ の関係があるときはいずれか一方を削除する．
- 多重共線性の判断として，VIF ≥ 10 となる変数は除く．

◎ 4.1.3　標本の大きさと独立変数の数

　標本の大きさ n に対して独立変数の数 p が大きいと，重回帰式の精度が悪くなるため，n は十分大きくするのが望ましい．$n \geq 30 \times p$ 程度がよいという意見もあるが，明確にいえる基準はない．諸家により表 4.3 のように報告されている．どれが適切と断言できないが，$n \geq 10 \times p$ という条件が最も良いのではないかと考える．研究のデザインによって n を大きくできないときもあるので必ずしも必要な条件ではないが，下記の基準を満たすことが理想となろう．

表 4.3　重回帰分析で必要とされる標本の大きさ n

$n \geq 2 \times p$　　($Trapp$, 1994)
$n \geq 3 \sim 4 \times p$　　(本多, 1993)
$n \geq 10 \times p$　　($Altman$, 1999)
$n \geq 200$　　($Kline$, 1994)
偏回帰係数が小さい $n \geq 392 + p$
中程度 $n \geq\ 52 + p$　($Cohen$, 1998)
大きい $n \geq\ 22 + p$

　逆に標本の大きさ n が大きいときは，偏回帰係数 r が小さい値（$|r| \leq 0.2$ のようなとき）であっても有意になりやすい．偏回帰係数は有意でさえあればよいというわけでもなく，有意かつ係数値も大きく[†1]（少なくとも $|r| > 0.2$，理想的には $|r| \geq 0.4$）なければならない．

●実践のポイント●

- 標本の大きさ n と独立変数の数 p は，$n \geq 10 \times p$ が適切で，$n \geq 30 \times p$ 程度が理想である．
- 偏回帰係数 r は有意かつ係数値も大きく（最低でも $|r| > 0.2$）なければならない．

[†1] 相関係数の大きさの解釈と同様である．

◎ 4.1.4 交互作用項

重回帰式のなかに,一方の独立変数の値が変化すると,もう一方の独立変数も変化するだろうと仮定される組み合わせがあったり,重回帰式にダミー変数がとり込まれたときは,**交互作用項**を設けるとよい場合がある.

たとえばコレステロール値 $= a + b_1 \times$ 年齢 $+ b_2 \times$ 性別 といった重回帰式が決まったとき,性別が 0-1 型のダミー変数であるから,性別 $= 0$ のときは,コレステロール値 $= a + b_1 \times$ 年齢 となり,性別 $= 1$ のときは,コレステロール値 $= (a + b_2) + b_1 \times$ 年齢 となる.つまり,男女の違いで回帰式は b_2 の値だけ平行移動することになる.

性別によって回帰式が平行移動するというのは実情に合わない,つまり性別が変わると回帰式の傾きも変化するはずだと思うときには,年齢と性別の積の項(単純に年齢と性別の値をかけ合わせた変数:年齢×性別)を設けてみる.コレステロール値 $= a + b_1 \times$ 年齢 $+ b_2 \times$ 性別 $+ b_3$(年齢×性別)といった重回帰式との比較を行って,適合性の良好なほうを採用する.この式では,性別 $= 0$ のときはコレステロール値 $= a + b_1 \times$ 年齢 となり,性別 $= 1$ のときはコレステロール値 $= (a + b_2) + b_1 \times$ 年齢 $+ b_3 \times$ 年齢 となり,性別で傾きの異なる回帰式が作成される.

交互作用項をとり入れることは,解釈が難しいとか,多重共線性が生じやすくなるなどの問題もあるといわれる.こうしたことから,**積極的にとり入れるべきではないと考える**.とくに多重共線性が生じてしまう問題に対しては,**交互作用項を作成する変数を平均 0 になるように変換し,その積を交互作用項としてとり込むとよい**[†2] [9].性別と年齢の交互作用項を組み入れたいときは,(性別 − 性別の平均)と(年齢 − 年齢の平均)を求めて,それぞれが平均 0 となるように変換する.それらの変換した変数と,(性別 − 性別の平均)×(年齢 − 年齢の平均)という交互作用項を組み入れる.

♠ 補足 ♠4 交互作用項

交互作用は相乗効果と相殺効果がある.複数の形式を表す交互作用に対して変数と変数の積の項だけでは対応できない.したがって,あらゆる交互作用のケースに,この方法が有効であるとは限らないことに留意する.

◎ 4.1.5 変数変換

重回帰分析では,従属変数も独立変数も正規分布に従うことが原則である.データのヒストグラムまたは $Q - Q$ プロット[†3] などを観察してデータの正規性が保証できないときは,**変数変換**

[†2] 常にこのような変換をするほうがよいだろう.
[†3] この用語に関しては,とりわけ [1] を参照されたい.

transformation of variable として，べき乗変換（対数変換）power transformation を行うこともある．どちらかというと従属変数に対して行わず，独立変数に対して施行される．

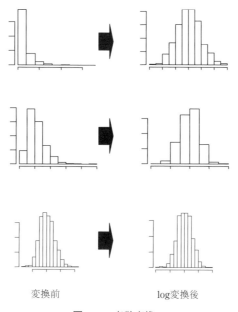

図 4.3　変数変換 1

　分布の峰が左寄りの分布であれば，データ x_i に対して $\log x_i$ に変換する[†4]．図 4.3 は，峰が左に寄ったいくつかの分布を常用対数で変換した例である．このようにおおかたのデータは正規分布に近づく．Excel などの関数[†5]で簡単に変換できるし，SPSS でも行える．

　対数変換のためには，まずデータの最小値を 1 にする[†6]．$\{5, 10, 15, 20\}$ のようなデータであれば，すべてのデータから 4 を引き，$\{-5, 0, 15, 20\}$ であれば，すべてのデータに 6 を加える．変換後のデータは正規分布しているかを確認しておく．

　分布の峰が右寄りの分布であれば，データ x_i を x_i^b と累乗して変換する．図 4.4 は，峰が右に寄ったいくつかの分布を累乗して常用対数で変換した例である．峰が右に寄るほど，指数 b の値を大きくする．

　いかなる正規分布に従わないデータにも，べき乗変換が使えるわけではない．変数変換の注意点は以下のとおりである．

[†4]log は自然対数．関数は常用対数でも自然対数でも，どちらでもよい．
[†5]LN や LOG10 といった関数．
[†6]$x_i > 0$ であればよい．

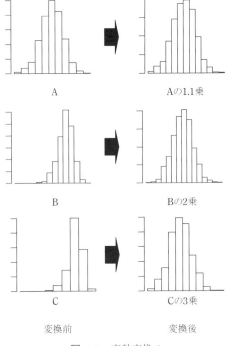

図 4.4　変数変換 2

- 変換前のデータは，図 4.3 や図 4.4 の例に挙げた単峰性（山 1 つ）の分布であること．
- 変換後に正規分布に従わなければならない．
- 標本の大きさがあまり大きくないとき（$n \leqq 30$）は，データが正規分布に従う・従わないといった判断の確実性に乏しいので，無理に変換するのは危険である．
- 変換後のデータの平均や標準偏差を解釈することは不可能である．また，逆変換して単位を戻したとしても，今度は正規分布に従わないデータとなるので平均は使えない．

さらに変数変換後に，こんどは他変数への交互作用が発生してしまう可能性も考慮しなければならない．以上のことから，**変数変換は積極的に行うべきではないと考える**．

●実践のポイント●

- 特別な事情がないかぎり，交互作用項を設けたり，変数変換を行わないほうが無難である．

§4.2 SPSS による事前準備の手順

・使用するデータ：立位体前屈のデータ.sav

解析の目的： 立ったまま膝を伸ばした状態で床に両手を伸ばし，手の先と床との距離を測る立位体前屈というものがある．立位体前屈を従属変数，性別，身長，体重，上肢長（腕の長さ），下肢長（脚の長さ），腹幅（腹の前後幅），腹筋力，柔軟性（仰向けに寝て膝を伸ばしたまま脚を上に上げたときの床との角度［下肢伸展挙上という］）を独立変数として，立位体前屈に対するその他の変数の影響度合いを検討する目的で重回帰分析を行う．

データを開いた状態は図 4.5 のようになる．

重回帰分析はパラメトリックな手法であるため，原則として事前にシャピロ・ウイルク検定を行う必要がある．しかし，重回帰分析に対応したノンパラメトリックな手法は存在しない[†7]ので代わる手法がなく，ある程度の限界をわきまえた上で適用させている．

	性別	身長	体重	上肢長	下肢長	腹幅	腹筋力	柔軟性	立位体前屈	var
1	1.0	155.6	53.0	67.6	73.0	18.5	197.0	72.5	-1.7	
2	1.0	160.0	59.0	68.8	75.8	15.8	204.0	90.0	23.7	
3	1.0	157.4	53.5	66.4	74.0	19.0	271.6	90.0	13.7	
4	1.0	153.2	47.0	66.1	72.3	14.5	240.8	76.3	-12.2	
5	1.0	162.2	53.0	70.8	76.9	14.8	272.8	72.5	8.3	
6	.0	175.4	62.0	78.5	82.5	16.8	333.8	65.0	10.7	
7	1.0	154.5	44.5	67.4	69.1	15.0	197.8	90.0	13.7	
8	1.0	169.9	56.5	73.6	80.9	16.3	273.0	86.3	7.0	
9	1.0	157.8	45.0	68.0	74.9	14.0	289.6	95.0	8.8	
10	.0	159.2	60.0	66.4	71.6	16.5	339.2	66.3	1.3	
11	1.0	158.0	51.0	68.8	73.5	15.0	188.2	72.5	1.3	
12	.0	179.7	64.5	78.9	84.6	16.0	339.4	67.5	-3.7	
13	.0	167.5	61.5	75.4	81.3	17.0	409.8	86.3	13.7	
14	.0	179.3	67.0	78.2	82.5	17.8	348.4	68.8	-2.8	
15	.0	165.5	55.0	74.2	78.1	16.0	333.4	70.0	7.7	
16	1.0	156.3	45.0	68.4	71.3	14.0	280.0	67.5	2.0	

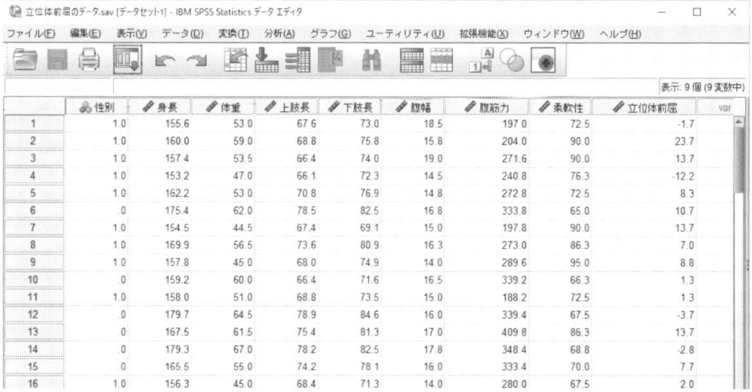

図 4.5 データを開いた状態

◎ 4.2.1 名義尺度，順序尺度のデータは存在しないか？

立位体前屈のデータ.sav では“性別”のみが名義尺度のデータである．その他は cm 単位や kg 単位または角度の単位であるため，比率尺度のデータとなる．

[†7] 正しくは数量化 I 類という手法があるが，最近ではあまり使われない．

性別はすでに {男 = 0, 女 = 1} の 2 値データであるので, ダミー変数への変換 [⇒ 4.1.1 項] は行わない. また極端に男性が多いなどの偏りはないので問題はない.

◎ 4.2.2　多重共線性はないか？

多重共線性の確認は, 基本的に変数間の相関係数を観察する. SPSS で重回帰分析を行うときは VIF によって多重共線性を確認できるが, 解析の前に相関行列表を観察し, 相関係数の高い変数 ($r > 0.9$) どうしの一方をとり除くといった作業を行っておくとよい.

◎ 4.2.3　正規分布から極端に逸脱した変数はないか？

間隔・比率尺度のデータであれば正規分布に従うかの確認を行っておく. 立位体前屈のデータ.sav のデータで, シャピロ・ウイルク検定 [⇒ §1.11 (p.20)] を利用して, 結果を求めると図 4.6 のようになった.

正規性の検定

	Kolmogorov-Smirnov の正規性の検定 (探索的)[a]			Shapiro-Wilk		
	統計量	自由度	有意確率	統計量	自由度	有意確率
身長 (cm)	.104	36	.200*	.956	36	.158
体重 (kg)	.097	36	.200*	.954	36	.136
上肢長 (cm)	.110	36	.200*	.940	36	.050
下肢長 (cm)	.099	36	.200*	.968	36	.362
腹の前後幅 (cm)	.110	36	.200*	.903	36	.004
腹筋力 (N)	.097	36	.200*	.958	36	.180
柔軟性 (度)	.180	36	.005	.934	36	.033
立位体前屈 (cm)	.100	36	.200*	.978	36	.676

*. これが真の有意水準の下限です.
a. Lilliefors 有意確率の修正

図 4.6　シャピロ・ウイルク検定の結果

この結果では, 腹幅 ($p = 0.004$), 柔軟性 ($p = 0.033$) が正規分布していないことがわかる. そこで変数変換を行ったり, 間隔・比率尺度のデータであれば主観的にカテゴリー化してダミー変数へ変更する対策法もある.

ここで, すべての独立変数が正規分布することは望ましいのであるが, そもそも**誤差項（残差）が正規分布する必要がある**ということに注意しなければならない.

独立変数が正規分布に従えば誤差項（残差）も正規分布に従うのは確かなので, 確認しておくにこしたことはないが, シャピロ・ウイルク検定で正規分布に従わないという変数があれば適用でき

ないと考えるよりは，その変数をヒストグラムで表してみて極端に正規分布から逸脱していないなら，とりあえず適用させてみる．その後，後述する方法で残差が正規分布に従っていれば，とくに気にすることはないだろう．

◎ 4.2.4 交互作用項・変数変換

交互作用項の作成と変数変換は，結果の解釈が複雑となるので，なるべくなら行わないでおく．これら一連の手順を SPSS で行うなら，以降の解説を参考にされたい．

§4.3 ●SPSS によるダミー変数化

正規分布に従わないデータや名義尺度のデータがあるときは，ダミー変数に変更する方法もある．以降の解析でも行うことがあるだろうから，この手順を解説する．

試しに**立位体前屈のデータ.sav** の"体重"をダミー変数に変更してみよう．ここでは体重を 50kg 以下，50.5～60kg，60.5kg 以上 の 3 カテゴリー（体重は 0.5kg 刻みの記録である）に変更するので，"50kg 以下"という変数と，"50.5～60kg"という 2 つの変数を作成する．

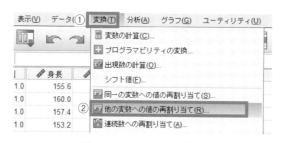

図 4.7　メニューから選ぶ

1　図 4.7 で①［変換（T）］-②［他の変数への値の再割り当て（R）］を選ぶ．
2　図 4.8 のダイアログボックスで，左の変数リストから**体重**をクリックして③　で右に移動する．
3　④で［変換先変数］の［名前（N）］にカテゴリー化する新しい変数名"@50kg 以下"と入力する[†8]．入力後，⑤［変更（H）］をクリックする．
4　⑥［今までの値と新しい値（O）］をクリックすると，図 4.9 のダイアログボックスが現れる．⑦

[†8] SPSS では，数値で始まる変数名にできない．そのため，ここでは@（半角）という文字から始めている．全角の@では不可能である．その他にも入力できない記号がある．

第 4 章 重回帰分析の実際

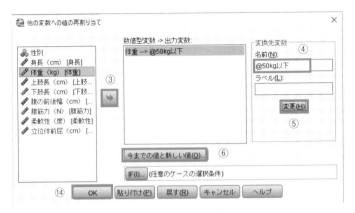

図 4.8 他の変数への値の再割り当て

［範囲：最小値から次の値まで(G)］にチェックを入れ，半角で "50" と入力する．⑧［新しい値］の［値(L)］にチェックを入れて "1" と入力する．その後，⑨ 追加(A) をクリックする．これでによって，50kg 以下の者には "1" という値が割り当てられたことになる．

5 次に，⑩［その他の全ての値(O)］にチェックを入れ，⑪［新しい値］の［値(L)］にチェックを入れ

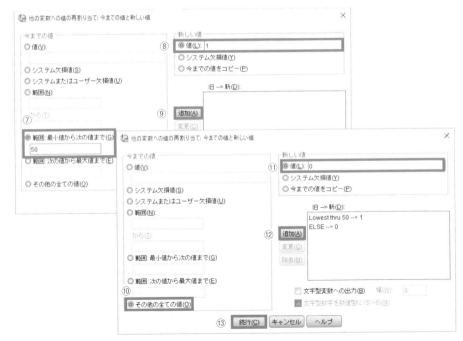

図 4.9 他の変数への値の再割り当て（50.0kg 以下の設定）

て"0"と入力する．その後，⑫ 追加(A) をクリックする．これによって，50kg 以下の者以外は"0"が割り当てられたことになる．

6 最後に⑬ 続行 をクリックし，図 4.8 に戻るので，⑭ OK をクリックする．

@50kg 以下のデータは，既存のデータ最後列に追加される（図 4.10）．

柔軟性	立位体前屈	@50kg以下
72.5	-1.7	.00
90.0	23.7	.00
90.0	13.7	.00
76.3	-12.2	1.00
72.5	8.3	.00
65.0	10.7	.00
90.0	13.7	1.00
86.3	7.0	.00
95.0	8.8	1.00

図 4.10 カテゴリーデータの追加

今度は 50.5〜60kg の変数を作成する．もう一度，図 4.7 の手順をくり返す．

1 同じように［他の変数への値の再割り当て］ダイアログボックスが現れるが，さきの作業履歴が残っている（図 4.11）．

2 ①［数値型変数−＞出力変数］をクリックしてから②［名前(N)］を"@50.5 から 60kg"と修正する．

3 その後，③ 変更(H) をクリックすると，［数値型変数−＞出力変数］の表示が変更される．次に，④［今までの値と新しい値(O)］をクリックする．

4 ［他の変数への値の再割り当て：今までの値と新しい値］ダイアログボックスが現れ，これもまた先ほどの履歴が残っている．したがって，履歴を修正する形で入力する．

5 図 4.11 の⑤の［Lowest thru 50 –＞ 1］をクリックする（色が反転される）．

6 ⑥［範囲(N)］にチェックを入れて，その下の欄に"50.5"，［から(T)］の下の欄に"60"と入力する．

7 その後，⑦ 変更(C) をクリックして，変更し，⑧ 続行 をクリックする．あとは，さきの手順と同じである．

もし，変更前のデータが順序尺度や名義尺度のデータであれば，図 4.9 の⑦の手順で［範囲：最小値から次の値まで(G)］ではなく［値(V)］にチェックを入れてカテゴリー割り当て値を入力すると変更できる．

70　第4章　重回帰分析の実際

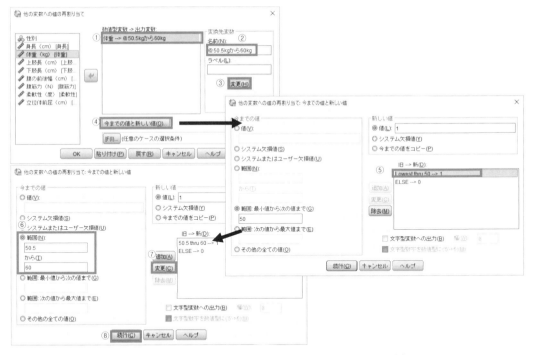

図 4.11　他の変数への値の再割り当て（50.5〜60kg の設定）

変数のカテゴリー化の作業については，シンタックスコマンドを利用すると便利である．シンタックスコマンドを利用する方法は §8.2（p.146）を参照されたい．

§4.4　●SPSSによる相関行列表の作成

重回帰分析を行う前に変数相互間の関係をみたり，多重共線性を確認するために変数の相関を観察する作業も必要である．ここでは，変数の相関行列表を作成する手順を述べる．

1　図 4.12 でメニューから①[分析(A)]－②[相関(C)]－③[2 変量(B)]を選ぶ．
2　ダイアログボックスの変数リスト④から，すべての変数を⑤　　　で[変数(U)]に移動する．
3　⑥の[Pearson(N)]にチェックを入れる．順序尺度のデータやダミー変数のデータがあるときは，[Spearman(S)]にもチェックを入れ，スペアマンの順位相関係数のほうを参照する．[性別]と他変数との相関はスペアマンの順位相関係数が適当であるが，以降ではピアソンの相関係数を掲載している．

§4.4 SPSSによる相関行列表の作成

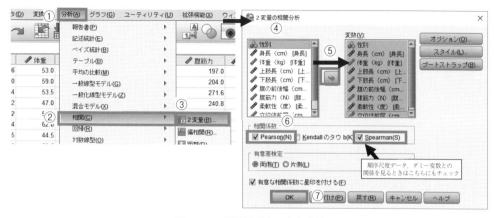

図 4.12 相関行列表の出力方法

4 ⑦ OK をクリック.

結果は図 4.13 を観察する．表の対角線を挟んで左下と右上は同じ数字が並んでいるので右上だけ見ればよい．相関係数 $|r| > 0.9$ のような高い相関係数を示すものは見あたらないが，性別と腹筋力は高め（$r = -0.833$）である．これら 2 つの変数が重回帰式にとり込まれたときは，変数の有意性や R^2 を参考にしていずれかの変数を削除してみたり，一方の変数だけがとり込まれたときは他方と入れ換えてみるなどの作業をして，適切な重回帰式を選ぶ方法もある[†9]．

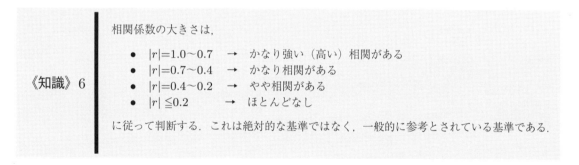

[†9] 性別は，スペアマンの順位相関係数を参照するほうが妥当である．

第4章 重回帰分析の実際

相関係数

		性別	身長 (cm)	体重 (kg)	上肢長 (cm)	下肢長 (cm)	腹の前後幅 (cm)	腹筋力 (N)	柔軟性 (度)	立位体前屈 (cm)
性別	Pearson の相関係数	1.000	-.740**	-.714**	-.692**	-.638**	-.482**	-.833**	.392*	-.026
	有意確率 (両側)		.000	.000	.000	.000	.003	.000	.018	.880
	N	36	36	36	36	36	36	36	36	36
身長 (cm)	Pearson の相関係数	-.740**	1.000	.772**	.935**	.941**	.444**	.562**	-.438**	-.065
	有意確率 (両側)	.000		.000	.000	.000	.007	.000	.008	.708
	N	36	36	36	36	36	36	36	36	36
体重 (kg)	Pearson の相関係数	-.714**	.772**	1.000	.768**	.717**	.800**	.663**	-.443**	.024
	有意確率 (両側)	.000	.000		.000	.000	.000	.000	.007	.891
	N	36	36	36	36	36	36	36	36	36
上肢長 (cm)	Pearson の相関係数	-.692**	.935**	.768**	1.000	.926**	.453**	.533**	-.411*	-.021
	有意確率 (両側)	.000	.000	.000		.000	.006	.001	.013	.904
	N	36	36	36	36	36	36	36	36	36
下肢長 (cm)	Pearson の相関係数	-.638**	.941**	.717**	.926**	1.000	.411*	.476**	-.365*	-.057
	有意確率 (両側)	.000	.000	.000	.000		.013	.003	.029	.741
	N	36	36	36	36	36	36	36	36	36
腹の前後幅 (cm)	Pearson の相関係数	-.482**	.444**	.800**	.453**	.411*	1.000	.536**	-.287	.073
	有意確率 (両側)	.003	.007	.000	.006	.013		.001	.090	.671
	N	36	36	36	36	36	36	36	36	36
腹筋力 (N)	Pearson の相関係数	-.833**	.562**	.663**	.533**	.476**	.536**	1.000	-.259	.079
	有意確率 (両側)	.000	.000	.000	.001	.003	.001		.127	.648
	N	36	36	36	36	36	36	36	36	36
柔軟性 (度)	Pearson の相関係数	.392*	-.438**	-.443**	-.411*	-.365*	-.287	-.259	1.000	.643**
	有意確率 (両側)	.018	.008	.007	.013	.029	.090	.127		.000
	N	36	36	36	36	36	36	36	36	36
立位体前屈 (cm)	Pearson の相関係数	-.026	-.065	.024	-.021	-.057	.073	.079	.643**	1.000
	有意確率 (両側)	.880	.708	.891	.904	.741	.671	.648	.000	
	N	36	36	36	36	36	36	36	36	36

**. 相関係数は 1% 水準で有意 (両側) です。

*. 相関係数は 5% 水準で有意 (両側) です。

図 4.13 相関行列表

§4.5 ●SPSSによるヒストグラムの作成

例として腹幅をヒストグラムで表してみる．ヒストグラムを描く手順は，

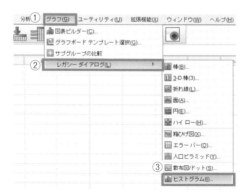

図 4.14　メニューから手法を選ぶ

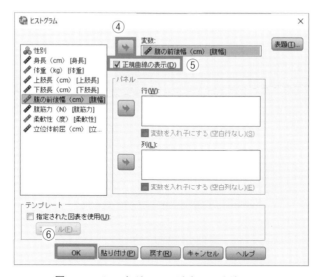

図 4.15　ヒストグラムのダイアログボックス

1　図 4.14 で①[グラフ(G)]−②[レガシーダイアログ(L)]−③[ヒストグラム(I)]の順にクリックする．
2　図 4.15 で左の変数リストボックスから，ヒストグラムを描きたい変数――腹の前後幅をクリックして④の ➡ で，[変数(V)]に移動する．
3　⑤[正規曲線の表示(D)]にチェックを入れる．

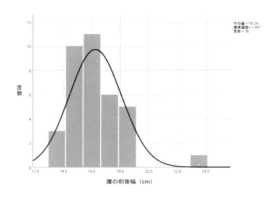

図 4.16 ヒストグラム

4 その後，⑥ OK をクリック．

で出力される（図 4.16）．

このヒストグラムを観察すると，理想とされる正規分布の曲線と比べて，分布の峰が左に寄っているようにみえる．

§4.6 ●SPSSによる変数変換

さきの続きで，"腹幅"の対数変換を行ってみよう [⇒ 4.1.5 項（p.62）]．

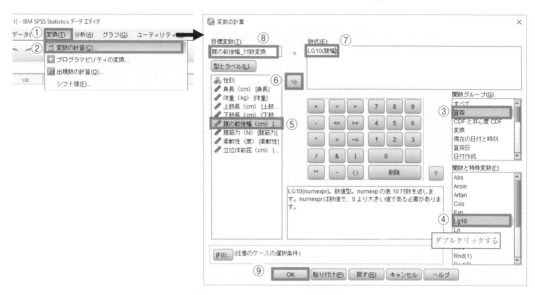

図 4.17　SPSS による対数変換

SPSS では，図 4.17 に従って，変数変換を行う．

1　図 4.17 でメニューから①［変換（T）］－②［変数の計算（C）］を選ぶ．
2　③［関数グループ（G）］から［算術］を選んで，その下の④［関数と特殊変数（F）］から［Lg10］を，ダブルクリックする．
3　左側の変数ボックスから⑤腹の前後幅をクリックし，⑥　　で右に移動する．
4　⑦で［LG10（腹幅）］となっていることを確認する．
5　⑧に新しい変数名（ここでは"腹の前後幅＿対数変換"と入力）をつけて，⑨　OK　をクリック．

対数変換された変数は，図 4.18 のようにデータに追加される．

	腹筋力	柔軟性	立位体前屈	腹の前後幅_対数変換	var
5	197.0	72.5	-1.7	1.27	
3	204.0	90.0	23.7	1.20	
0	271.6	90.0	13.7	1.28	
5	240.8	76.3	-12.2	1.16	
3	272.8	72.5	8.3	1.17	
3	333.8	65.0	10.7	1.22	
0	197.8	90.0	13.7	1.18	
3	273.0	86.3	7.0	1.21	
0	289.6	95.0	8.8	1.15	
5	339.2	66.3	1.3	1.22	
0	188.2	72.5	1.3	1.18	
0	339.4	67.5	-3.7	1.20	
0	409.8	86.3	13.7	1.23	
3	348.4	68.8	-2.8	1.25	

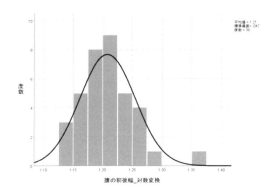

図 **4.18**　対数変換された変数の出力

これをヒストグラムで描くと図 4.19 のようになり，図 4.16 と比べて分布の峰が右に寄っている．実際にシャピロ・ウイルク検定を行うと $p = 0.070$ で正規分布に従わないとはいえなくなる．

図 **4.19**　対数変換された変数のヒストグラム

このように，つねにうまくいくとは限らないが有効な手段である．ただし，4.1.5 項でも述べたとおり**さまざまな問題があるので，できれば行わないほうがよい．**

正規分布しない独立変数が存在するときは……どうしたらよいか悩む．しかし，1 つひとつの説明変数が正規分布するかどうかを確認するというよりも，**残差が正規分布するかを確認するほうが重要**である［⇒ §3.1（p.41）］．著しく分布のおかしいデータであればまだしも，とくに手を加える必要はない．

正規分布しているか否かの検定を行って，正規分布に従わない結果を得たらヒストグラムでその

程度を確認し，著しく分布がおかしいときは思いきってダミー変数化する方法もある[†10]．

§4.7 ●解析を進めるうえでの留意点

まず，重回帰分析を行う際の留意点を述べておく．

● **相関の強いものどうしの変数が存在するときは，一方を除外する**

多重共線性［⇒4.1.2項］の存在を回避するために，相関の強いものどうし ($r > 0.9$) の独立変数が存在するときは一方を除外する．しかし完全に解析対象外とするわけではなく，重回帰式が構築されてから相関の強い変数と入れ換えて再解析する必要がある．従属変数と相関の高い独立変数が存在するときは当然除外すべきであるが，主成分分析によって変数間の関係を検討したり，複数の従属変数にして正準相関分析［⇒ 第13章（p.225）］を試してみるのも対策の1つである．

● **お互いに関連する独立変数は対で扱う**

重回帰式に含まれた独立変数に強く影響を与えるような変数が存在する場合は，それらをまとめて選択，除外する．また，ダミー変数化した変数もまとめて扱う．

たとえば生死の状態を表す従属変数に対して，喫煙率という独立変数が大きく影響するとき，その背後には男女差が潜んでいる可能性がある．その際には，喫煙率と性別の変数を常にまとめて扱うようにする．積極的には勧めなかったが，試しに交互作用項［⇒ 4.1.4項］を設けて比較するのも1つの手である．

● **標本の大きさと独立変数の数に注意**

完成した重回帰式の独立変数 p 個に対して $n \geq 10 \times p$，欲をいえば $n \geq 30 \times p$ であることが望ましい．$n < 10 \times p$ になると重回帰式を正しく解釈するには無理があるだろう[†11]．

● **独立変数の少ないほうが再現性は良い**

独立変数の数は，できるだけ少ないほうがよい．たしかに変数の数が多ければ重相関係数 R の値は大きくなる傾向にあるが，R の大きさにこだわり過ぎると，今後とり続けたデータに対しては適合性が悪くなる可能性がある．

[†10] しかし，むやみやたらにダミー変数化してはならない．
[†11] 適用できないというわけではない．

● 手動で行う変数の増減は1変数ずつ

ステップワイズ法を使用した重回帰式が絶対的に正しいことはなく，さらに解析者が必要と考えられる独立変数を加えたり，不要な変数を削除したりして構築するとよい．その際，回帰式に残れた各独立変数の p 値は変動するから，変数の増減は1つずつ行う．

● 外れ値のチェック

原則として残差を観察しながら外れ値のチェックを行う．残差の大きい例は，すぐさま対象外とするのではなく，外れた原因を追及することが重要である．入力のミスや変数の判断の誤りなど，予想外の原因が存在する場合もある．

§4.8 ●SPSSによる重回帰分析

・使用するデータ：立位体前屈のデータ.sav

立位体前屈を従属変数とし，性別，身長，体重，上肢長，下肢長，腹幅，腹筋力，柔軟性を独立変数として，立位体前屈に対するその他の変数の影響度合いを検討する目的で重回帰分析を行う．

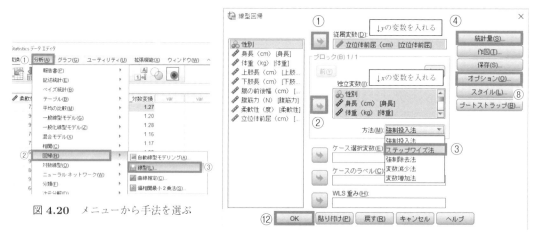

図 4.20　メニューから手法を選ぶ

図 4.21　線形回帰のダイアログボックス

1　図 4.20 で①［分析(A)］-②［回帰(R)］-③［線型(L)］の順にクリックする．
2　図 4.21 で左の変数リストから従属変数 (y) となる項目；**立位体前屈**を［従属変数(D)］に①　で移動．
3　独立変数となる項目 (x) を選択し（ここでは立位体前屈を除くすべて），②［独立変数(I)］へ

4 ③[強制投入法]をクリックして，独立変数の選択方法を選ぶ．ここでは[ステップワイズ法]を選択する．

5 ④ 統計量(S) をクリック．

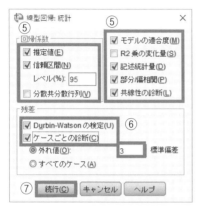

図 **4.22** 統計のダイアログ

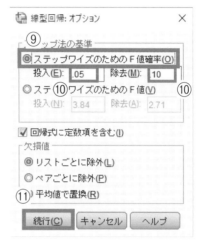

図 **4.23** オプションのダイアログ

6 図 4.22 ⑤と同じくチェックを入れる．

7 同じく⑥[残差]のところで[Durbin-Watson の検定(U)]と[ケースごとの診断(C)]にチェック．[標準偏差]は，"1" と入力すると ±1×標準偏差の範囲（約 68 %），"2" と入力すると 2×標準偏差（約 95 %），"3" を入力すると 3×標準偏差（約 99 %）の範囲から外れた症例を出力できる［⇒ 図 1.4（p.11）］．ここでは 99 % 以上外れた者を抽出したいので "3" を入力．通常は "3"，慎重に外れ値を検討したいと考えるなら "2" を入力する．

8 あとは⑦ 続行 をクリック．

9 図 4.21 に戻って，今度は⑧ オプション(O) をクリックする．

10 図 4.23 が現れるので⑨[ステップワイズのためのF値確率(O)]をチェック．

11 ⑩[投入(E)]と[除去(M)]の値はデフォルトの 0.05 と 0.10 を使用する．

12 ⑪ 続行 → 図 4.21 に戻って⑫ OK をクリックで終了．

§4.9 ●重回帰分析の結果の評価

結果はさまざま出力されるが，図4.24に挙げた**モデル集計，分散分析，係数**という表を見る．以降のステップに従って判断する．

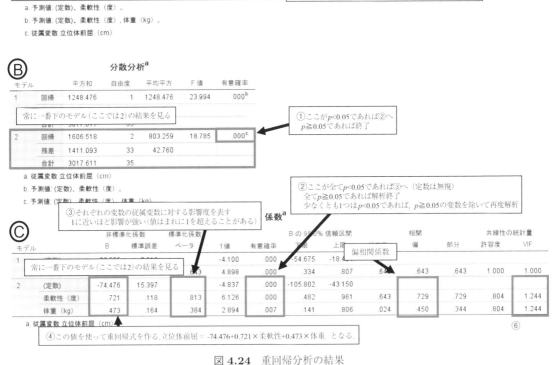

図4.24 重回帰分析の結果

1. 分散分析表Ⓑを見る．[モデル]列の**1，2**は，変数を1つずつ増やしたり減らしたりしていった時の経過を表している．最終的に選ばれた最適モデルの組み合わせは一番下の**モデル2**である．**結果は常に一番下のモデルを見る．**

2. 分散分析表Ⓑの[有意確率]（①）が$p<0.05$であれば有意に役立つ重回帰式である．有意でなかったときは，この重回帰式は役に立たない．ここでは[.000]となっているので，$p<0.01$で有意である．

3 係数表ⓒの偏回帰係数が有意か否かを判断する（②）．定数は無視して，それ以外がすべて $p < 0.05$ であれば重回帰式は役立つ．$p \geq 0.05$ の変数があるときは，その変数を除いて再び解析する[†12]．

4 立位体前屈に対する柔軟性，体重の影響の大きさは標準偏回帰係数（係数表では[標準化係数ベータ]）の大きさで評価する（③）．この場合，柔軟性の影響が高い．

5 [非標準化係数]の[B]を用いて（④）重回帰式を作る．重回帰式は，立位体前屈 $= -74.476 + 0.721 \times$ 柔軟性 $+ 0.473 \times$ 体重 となる．

6 モデル集計表Ⓐの[R]と[R2乗]は極端に低くなければよい．望ましくは $R > 0.7$, $R^2 > 0.5$ である．理想的には[調整済み R2 乗]で判断し，理想としては[調整済み R2 乗] > 0.5 のときである．ここでは $R^2 = 0.532$, 自由度調整済み決定係数 $\hat{R}^2 = 0.504$ なので（⑤），予測精度は高い．

図 4.24 最下表右列の[相関係数]の[偏]は**偏相関係数**のことであり，この大きさからも影響度合いを知ることができる．通常，偏相関係数の大小関係は標準偏回帰係数と同じ傾向になる．

さらに以下の確認事項もチェックしておくと万全である．

● 偏回帰係数の大きさの解釈

偏相関係数の有意性は確認済みであるが，図 4.24 の③[標準化係数ベータ]を見て，値の大きさを確認する．このデータは n が大きくないので，低い係数で有意になることはないと思うが，n が大きいときは値が小さくても（影響度が小さくても）有意となっていることがある．

柔軟性は 0.813 でかなり強い影響力をもつ．体重は 0.384 であり，中程度の影響力である．2 つのうちで柔軟性のほうが影響は強いことがわかる．体重の 95 % 信頼区間は[B の 95 % 信頼区間]をみると，[0.141, 0.806]である．95 % の確率で最小で 0.141，最大で 0.806 となる変動性をもっていることになる[†13]．

《知識》7　相関係数や回帰係数は値が同じでも，標本の大きさ n が大きくなると有意になる性質がある．つまり，回帰係数が 0.2 で $n = 10$ のときは有意でなくても，$n = 100$ となると有意になることもある．したがって，これらの係数の解釈には，まず①有意である，条件をクリアし，②（相関係数と同様に）最低でも 0.2 以上，望ましくは 0.4 以上を示すときに，有効であると判断する．

[†12] 専門的考えから，残すべき変数と判断した際は有意性は無視して残してもよい．
[†13] 本来の信頼区間の正しい解釈としては誤っているが，理解しやすい例えとして記載した．

● 標本の大きさ n と独立変数の数 p の関係

$n \geq 10 \times p$ 程度という関係が望ましいので，独立変数が 2 つの重回帰式のときは $n > 20$ を満たせば問題ない．このデータは $n = 36$ であるから，独立変数が 3〜4 つ入ってもよいと考える．

● 多重共線性は存在しないか？

図 4.24 の [VIF] ⑥ は多重共線性を評価するもので，**10 を超えるような値を示す変数は省く**．ここでは 10 を超えるような変数はない．

さらに詳しく図 4.25 の表 [共線性の診断] では多重共線性の存在を細かく見ている．上述した VIF で問題がなかったのでとくに確認する必要はないが，念のため説明しておく．

この表も ①モデル 2（一番下のモデル）を見る．[条件指標] の大きい次元で [分散の比率] の高いものどうしに多重共線性の疑いがある．条件指標は 3 次元目で大きな値（29.874）を示している．そして，右のほうの [分散の比率] をみると，（定数）が大きな値（1.00）を示している．しかし（定数）との影響が大きい場合は，とくに気にしないでおく．② はダービン・ワトソン比である [⇒ 3.6.2 項（p.53）]．

柔軟性と体重は 0.7 を超えており，これら互いの影響も気になる．試しに，いずれか一方を削除して重回帰式の適合度を比較してみてもよいだろう．しかし，相関行列表や VIF の問題がなければ，この指標はとくに気にする必要はないと考える．

モデルの要約[c]

モデル	R	R2 乗	調整済み R2 乗	推定値の標準誤差	Durbin-Watson
1	.643[a]	.414	.396	7.2134	
2	.730[b]	.532	.504	6.5391	1.808

a. 予測値:(定数)、柔軟性（度）。
b. 予測値:(定数)、柔軟性（度），体重（kg）。
c. 従属変数 立位体前屈（cm）

共線性の診断[a]

モデル	次元	固有値	条件指標	分散プロパティ (定数)	柔軟性（度）	体重 (kg)
1	1	1.991	1.000	.00	.00	
	2	.009	14.765	1.00	1.00	
2	1	2.971	1.000	.00	.00	.00
	2	.026	10.763	.00	.29	.27
	3	.003	29.874	1.00	.71	.73

a. 従属変数 立位体前屈（cm）

図 4.25 重回帰分析の結果 2

多重共線性は相関行列表を観察するのが基本であり，できれば重回帰分析の前に行うようにする．相関行列表は，§4.4の手順で出力する[†14]．

§4.10 ● 適合度の評価

◎ 4.10.1 適合度

よく使われる適合度指標としては，自由度調整済み決定係数$\hat{R}^2$やAICがある．重回帰式適合度を複数の指標で選択するのは大変なので，こだわりのない限りは1つの指標に絞って検討するのが妥当であろう．最も勧めるのは$\hat{R}^2$による判断である．これが$\hat{R}^2 \geq 0.5$であれば，適合度が高い，つまり予測の精度が高いといえる．

$\hat{R}^2$が0.5に満たない場合は，これらの重回帰式から独立変数を1つ除いて柔軟性のみの回帰式または，体重のみの回帰式に変更してみる．$\hat{R}^2$が向上[†15]するようであれば，変更後の重回帰式のほうが適切である．また，相関係数表で立位体前屈と相関係数の高い変数を入れてみるなどの作業を行うこともある．

どうしても$\hat{R}^2 < 0.5$のときは，予測式として活用するなら無理がある．研究方法を再検討してデータをとり直さなければならない．しかし，従属変数に対する独立変数の影響度合いを知る目的で，係数値の大小を比較し参照することは可能である．

● **AICの出力**

SPSSによる通常の出力ではAIC［⇒ 3.5.4項（p.51）］は求められないが，シンタックスコマンドを用いるとAIC，BICを出力できる．

1. 図4.26のダイアログボックス（図4.21と同じ）で，① 貼り付け(P) をクリックする（図4.26①）．
2. シンタックスウインドウが現れるので，/STATISTICS…で始まる行の後ろに "selection" と半角で入力する（②の部分．この前に半角スペースを入れる）．
3. その後，コマンドの全範囲を選択して，③ ▶ をクリックする．

出力は図4.27のようになる．AICとBIC，その他も出力されている．**AICが最小となる重回帰式は適合性が高い**といわれる．比較する重回帰式どうしのAICの差が**2未満**であれば優劣つけがた

[†14] 実際は重回帰分析の手順で相関行列表は出力される．しかし，この手順も覚えておいたほうがよいので説明した．
[†15] どれくらい向上すればよいといった基準はない．

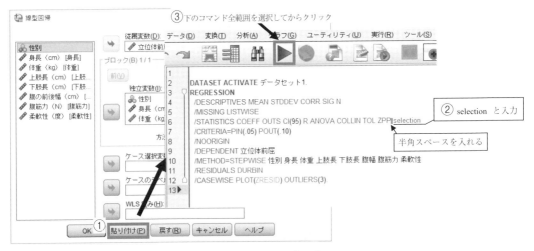

図 4.26 AIC の求め方

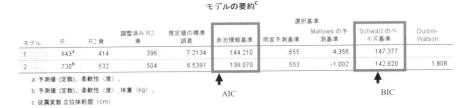

図 4.27 AIC の出力

いといわれ，望ましくは **2** 以上の差があったとき，小さいほうを採用する[†16]．

このように $\hat{R}^2$ も AIC も BIC も最適な重回帰式を……と考えると，ややこしい．これらの指標の優劣を決定づける根拠はないので，はじめから $\hat{R}^2$ もしくは AIC のどちらかに決めておくほうがよい．

●実践のポイント●

- 2 つ以上の重回帰式の適合度を比較する際は，$\hat{R}^2$ もしくは AIC が参照できる．
- 2 つ以上の重回帰式の適合度を比較する際は，$\hat{R}^2$ と AIC のどちらが良いといった優劣はつけられないが一般的には AIC が使用されるようである．

[†16] 独立変数の差が 1 つである重回帰式 A と重回帰式 B があるとき，AIC> 1.84 の差が認められると $p < 0.05$ で有意な差となる．したがって，AIC が 2 以上小さい重回帰式を有意と判断して採用できる．

◎ 4.10.2 残差の分析

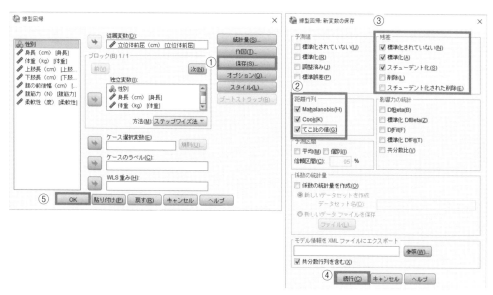

図 4.28 残差の出力設定

1 図 4.28（図 4.21 と同一のダイアログボックス）① 保存(S) をクリックする．
2 ダイアログボックスが現れたら，②と③部分の必要な情報にチェックを入れる．
3 チェックしたら④ 続行 をクリック，⑤ ＯＫ をクリックで終了．

これらの残差に関する情報は，データの右隣に，データとして出力される（図 4.29）．

ダービン・ワトソン比は出力ウインドウの［モデル集計］表に出力されている．ダービン・ワトソン比は残差のランダム性の判断に利用し，**2** に近いほど残差の異常はない．図 4.25②では 1.808 で限りなく 2 に近いので，残差の異常はない．

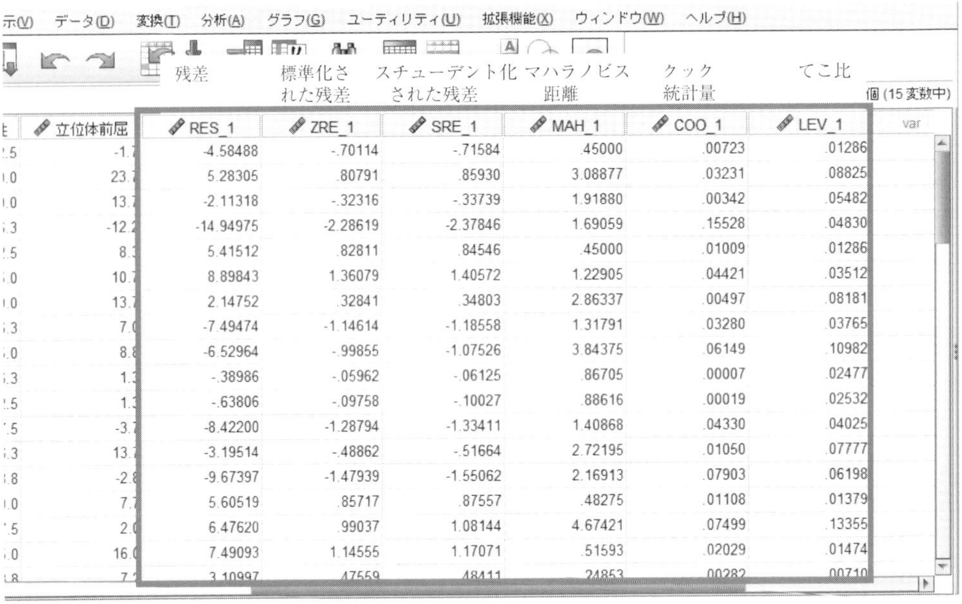

立位体前屈	RES_1	ZRE_1	SRE_1	MAH_1	COO_1	LEV_1	var
-1.7	-4.58488	-.70114	-.71584	.45000	.00723	.01286	
23.7	5.28305	.80791	.85930	3.08877	.03231	.08825	
13.7	-2.11318	-.32316	-.33739	1.91880	.00342	.05482	
-12.2	-14.94975	-2.28619	-2.37846	1.69059	.15528	.04830	
8.3	5.41512	.82811	.84546	.45000	.01009	.01286	
10.7	8.89843	1.36079	1.40572	1.22905	.04421	.03512	
13.7	2.14752	.32841	.34803	2.86337	.00497	.08181	
7.0	-7.49474	-1.14614	-1.18558	1.31791	.03280	.03765	
8.8	-6.52964	-.99855	-1.07526	3.84375	.06149	.10982	
1.3	-.38986	-.05962	-.06125	.86705	.00007	.02477	
1.3	-.63806	-.09758	-.10027	.88616	.00019	.02532	
-3.7	-8.42200	-1.28794	-1.33411	1.40868	.04330	.04025	
13.7	-3.19514	-.48862	-.51664	2.72195	.01050	.07777	
-2.8	-9.67397	-1.47939	-1.55062	2.16913	.07903	.06198	
7.7	5.60519	.85717	.87557	.48275	.01108	.01379	
2.0	6.47620	.99037	1.08144	4.67421	.07499	.13355	
16.0	7.49093	1.14555	1.17071	.51593	.02029	.01474	
7.2	3.10997	.47559	.48411	.24853	.00282	.00710	

図 **4.29**　出力された残差

てこ比は $2p/n$ 以上という基準から $(2 \times 2) \div 36 = 0.111$ となるので，29 行目の人が 0.28011 で最も大きく，その他を含めて 5 名存在する．9 行目の人はクック統計量が極端に大きいわけではないから，独立変数のほうに問題があると考えられる．実際，対象者中で最も体重が重く，柔軟性も低いにもかかわらず，立位体前屈は平均に近いためであろう．この対象を再調査するなどの検討が必要かもしれない．

ここで残差の大きさが ± 3 を超えた症例は存在しなかったが，仮に超えたケースが存在するときは，図 4.30 のような表が出力される．

ケースごとの診断[a]

ケース番号	標準化残差	立位体前屈（cm）	予測値	残差
4	-2.286	-12.2	2.783	-14.9498

a. **従属変数 立位体前屈（cm）**

図 **4.30**　残差の大きい症例

このような症例では，外れた原因を確認する必要がある．意外にデータ入力の間違いがあるので注意する．原則として，外れたからといって絶対おかしいとはいい切れないので，とくに問題が見あたらなければ無理に削除しないでおく．

■ 残差の正規性の確認

残差の正規性の確認は，図 4.29 のデータ **RES_1**（変数のラベルは **Unstandardized Residual** となっている）に対してシャピロ・ウイルク検定 [⇒ §1.11 (p.20)] を行う（検定の結果は図 4.31）．実際に行うと $p = 0.709$ という結果になり，正規分布に従わないとはいえないという結果が得られる．

仮に残差が正規分布に従わないときは，残差の大きい対象を探索し，偏りの原因を追及する．ただし残差が大きい対象を安易に除外するという恣意的な操作は行わないように注意しなければならない．データそのものの質に明らかな問題がなければ（入力間違いなど），削除するというよりも外れた原因を考察する．試しに残差の大きい症例を除外したときに正規分布に従うようであれば，レポートにその旨を記載して報告する．外れ値の対象を除外しても残差が正規分布に従わない場合であっても解析結果がまったく使えないというわけではないので，独立変数に順序尺度や名義尺度のデータが多いとか，正規分布から著しく外れている変数が多いなどの確認を行って記載する．

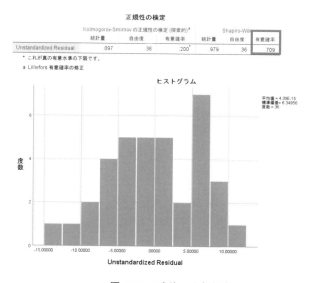

図 4.31 残差の分布を確認

◎ 4.10.3 残差の作図

出力された残差の作図方法は，図 4.32（図 4.21，図 4.28 と同一のダイアログボックス）①の 作図(T) をクリックする．

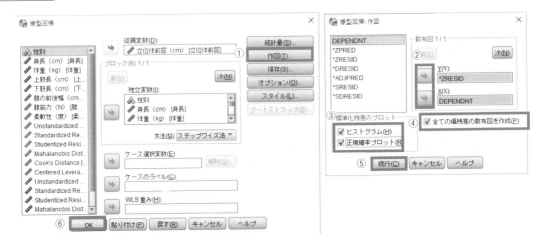

図 4.32 残差の作図手順

図 4.32 右のようなダイアログボックスが現れるので，② ▶ で，描きたい散布図の X 軸，Y 軸変数を決める．変数は左の変数ボックスのなかから選ぶ．羅列されている変数の意味は以下のとおりである．

- DEPENDNT ··· 従属変数
- *ZPRED ··· 標準化された予測値
- *ZRESID ··· 標準化された残差
- *DRESID ··· 削除済みの残差
- *ADJPRED ··· 調整済みの予測値
- *SRESID ··· スチューデント化された残差
- *SDRESID ··· スチューデント化された削除済みの残差

いろいろとあるが **DEPENDNT** と ***ZRESID** の散布図を出力すれば十分である．ここでは X に DEPENDNT，Y に *ZRESID を入れている．

図 4.32 の[標準化残差のプロット]で③，④と同様にチェックしたら，⑤ 続行 → ⑥ OK で出力される．

出力されるグラフの一部を図4.33に掲載した.

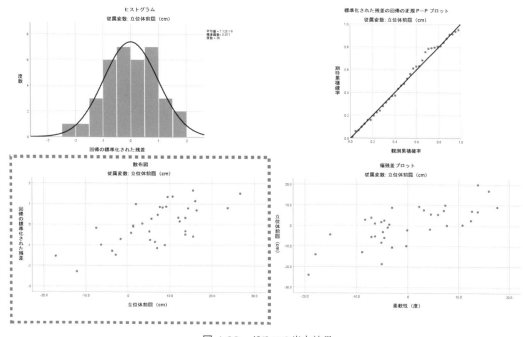

図 **4.33** グラフの出力結果

■ 残差の大きな対象の摘出

このデータでは大きな残差を示す例が存在しないので特別目立った値はないが，あえて最も残差の大きい症例を探索してみよう．図4.33の点線で囲んだ**回帰の標準化された残差と立位体前屈の散布図**を見つけて，ダブルクリックする．

図表エディタが現れる（図4.34）ので，メニューから①[要素(M)] – ②[データラベルモード(A)]を選びクリックする．するとポインタの形が変わるので，残差の大きい点をクリックする（③）とケース番号が表示される（ここでは **4**）．これはデータの4行目の者の残差が大きいことを意味する．指定が終了したらウインドウの閉じるボタン（④）をクリックして終了する．

以上のようにグラフを使って残差の大きいものを摘出することもできる．その他，各独立変数ごとの[偏残差プロット]のグラフが出力されるので，さらに詳しく残差を分析できる．

90　第4章　重回帰分析の実際

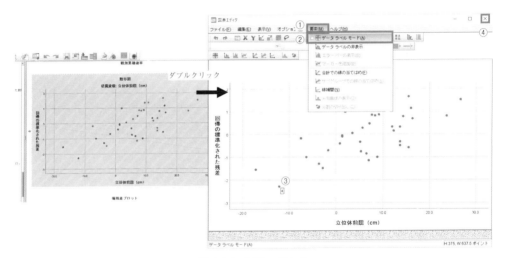

図 4.34　図表エディタ

◎ 4.10.4　ダミー変数を使った解析例

　重回帰式に正規分布に従わない独立変数が多いようであれば，ダミー変数に変更して入れ換えてみる方法もある．段階数の少ない順序尺度データ（3段階とか4段階程度）であれば，試しにダミー変数に変更して比較解析してみてもよい．量的データであっても，著しく正規分布に従うとは考えにくいときはダミー変数に変更したほうが適合性の向上することもある．

　例として，§4.3で作成した体重のダミー変数 {@体重50kg以下, @50.5〜60kg} を使用して，§4.8に従って再解析してみよう．"柔軟性"と"ダミー変数化した体重"の独立変数を指定して解析するので，図4.21（p.78）③で［方法(M)］を［入力］とする[†17]．これは，解析者が自由に選択した独立変数で重回帰式を作る方法である．ステップワイズ法で構築された重回帰式に，この変数は必要だとかこの変数は必要がないなどの調整を行って再解析する際に利用する．もちろん，この例のように選択された変数をダミー変数化して，もう一度解析する，といった場合にも用いる．

　解析の結果は図4.35のようになる．重回帰式は，

$$\text{立位体前屈} = -46.607 + 0.769 \times \text{柔軟性}$$
$$+ (-11.748) \times \{\text{体重}50\text{kg 以下の者は }1, \text{それ以外は }0\}$$
$$+ (-4.774) \times \{50.5\sim60\text{kg の者は }1, \text{それ以外は }0\} \quad \text{となる．}$$

係数[a]

モデル		非標準化係数 B	標準誤差	標準化係数 ベータ	t値	有意確率	Bの95.0%信頼区間 下限	上限	相関 ゼロ次	偏	部分	共線性の統計量 許容度	VIF
1	(定数)	-46.607	8.992		-5.183	.000	-64.924	-28.290					
	柔軟性（度）	.769	.122	.867	6.306	.000	.520	1.017	.643	.744	.733	.715	1.399
	@50kg以下	-11.748	3.490	-.533	-3.366	.002	-18.857	-4.639	.065	-.511	-.391	.538	1.859
	@50.5kgから60kg	-4.774	2.527	-.261	-1.889	.068	-9.921	.373	-.171	-.317	-.220	.710	1.409

a. 従属変数 立位体前屈（cm）

図4.35　ダミー変数を用いた結果

　基本的には，体重のカテゴリー変数 {@体重50kg以下, @50.5〜60kg} をセットで扱うようにする．解釈はカテゴリー内で係数の大小比較をするに止まり，他変数との大小比較はできない．つまり，柔軟性に対して体重50kg以下の人は係数が小さい，と言及することはできない．仮に {体重50kg未満, 50kg以上} の2カテゴリーにダミー変数化していれば0-1型の1列データとなるので他変数と比較してもよい．

　とりあえず，これで重回帰式の構築と評価が終わったことになる．この例は簡単にモデル構築ができた例であるが，いろいろと厄介なこともある．たとえば予想外の変数がとりこまれたり，当然

[†17] SPSSのバージョンによっては［強制投入法］となっている．

入るべき変数が有意とならなかったりという場合である．ステップワイズ法といえども完璧ではないので，あとは強制投入法を使って微調整を試みてもよい．

§4.11 ● レポート・論文への記載

レポートや論文に記載する際は，

- 変数のダミー変数化，変数変換を行った場合は，それに至った理由
- 多重共線性の確認を行ったか．行った場合はその手順
- 変数選択にはどの方法を使ったか
- 適合度の評価には，何を指標としたか
- 残差，外れ値の検討をしたか．行った場合はその手順

を記載する．最低限，変数選択の方法と適合度の評価指標を述べておく必要がある．

今回の例であれば，

■■■■■■■■■□□□□□□□□□ 論文での記述例 □□□□□□□□□■■■■■■■■■

事前に変数の正規性をシャピロ・ウイルク検定，分布の形状をヒストグラムにより確認したところ，著しく正規分布から逸脱した変数や，頻度の偏りのある変数は存在しなかった．したがって，ダミー変数化や変数変換は行わなかった．また，相関行列表を観察したが，$|r| > 0.9$ となるような変数は存在しなかったため，すべての変数を対象とした．

変数増減法による重回帰分析の結果は表 4.4 のようであった．

表 4.4 重回帰分析の表

	偏回帰係数	標準偏回帰係数	有意確率 (p)	95 %信頼区間 下限	95 %信頼区間 上限
定数	−74.48		0.00	−105.80	−43.15
柔軟性	0.72	0.81	0.00	0.48	0.96
体重	0.47	0.38	0.01	0.14	0.81

$R^2 = 0.53$, ANOVA $p < 0.001$

ANOVA（分散分析表）の結果は有意で，R^2 は 0.53 であったため，適合度は高いと評価した．
ダービン・ワトソン比は 1.803 で問題なく，実測値に対して予測値が $\pm 3 SD$ を超えるような外れ値も存在しなかった．

■■■■■■■■■□□□□□□□□□□□□□□□□□□□□□□□□□□■■■■■■■■■

と記載する．

§4.12 ● 偏回帰係数と相関係数の関係

偏回帰係数の解釈では，相関係数や偏相関係数も同時に考慮するほうがよい．

表 4.5 は，$y = a + b_1 x_1 + b_2 x_2$ の重回帰分析において，y, x_1, x_2 の相関をいろいろと変化させたときのシミュレーション結果を挙げている．表中の"標準偏回帰"は標準偏回帰係数のことで，"有意確率"は標準偏回帰係数の有意確率である．

表 4.5 相関係数を変えたときの重回帰分析の結果

a. すべての変数の相関が低いとき

相関係数	y	x_1	x_2
y	1	0.145	-0.111
x_1		1	0.132
x_2			1

重回帰	標準偏回帰	有意確率	偏相関係数
x_1	0.162	0.109	0.162
x_2	-0.133	0.189	-0.133

b. すべての変数の相関が高いとき

相関係数	y	x_1	x_2
y	1	0.881	0.882
x_1		1	0.862
x_2			1

重回帰	標準偏回帰	有意確率	偏相関係数
x_1	0.470	0.000	0.505
x_2	0.477	0.000	0.511

c. y と x_1 の変数だけ相関が高いとき

相関係数	y	x_1	x_2
y	1	0.805	-0.196
x_1		1	-0.133
x_2			1

重回帰	標準偏回帰	有意確率	偏相関係数
x_1	0.793	0.000	0.801
x_2	-0.091	0.135	-0.151

d. y と x_1, x_1 と x_2 が相関の高いとき

相関係数	y	x_1	x_2
y	1	0.787	0.031
x_1		1	0.641
x_2			1

重回帰	標準偏回帰	有意確率	偏相関係数
x_1	1.302	0.000	1.000
x_2	-0.804	0.000	-1.000

e. y と x_1, y と x_2 の相関が高いとき

相関係数	y	x_1	x_2
y	1	0.641	0.743
x_1		1	-0.014
x_2			1

重回帰	標準偏回帰	有意確率	偏相関係数
x_1	0.652	0.000	0.974
x_2	0.752	0.000	0.980

f. x_1 と x_2 だけ相関の高いとき

相関係数	y	x_1	x_2
y	1	0.114	0.125
x_1		1	0.820
x_2			1

重回帰	標準偏回帰	有意確率	偏相関係数
x_1	0.037	0.834	0.021
x_2	0.094	0.593	0.054

aは，すべての相関係数が低いときである．このときは，重回帰分析でもすべての変数は有意でなくなるので，とくに気にする必要はない．ステップワイズ法を用いれば，すべての変数はとり込まれないだろう．

bは，すべての相関係数が高いときである．重回帰分析ではどちらの独立変数も有意となり，偏相関係数の大きさは中程度となる．

cは従属変数のyとx_1だけ相関が高い例である．重回帰分析の結果ではx_1だけ有意な変数としてとり込まれるため，重回帰分析の結果をそのまま解釈できる．ステップワイズ法を用いれば，x_2はとり込まれないだろう．

dはyとx_1が高い相関を示し，x_1とx_2が相関の高い例である．yに対してx_1は関連が強く，そのx_1にx_2が強く関連する．yに対してx_2は間接的に影響する例である．この場合，重回帰分析では両方とも有意となる．重回帰分析だけの結果をみると，両方ともyに影響する解釈となるが，じつはyに対してx_2が強く影響するのではなく，x_1を介した間接的な影響である．相関係数をみると一目瞭然だが，x_1とx_2の偏回帰係数は±の符号が逆となってかつ，値が大きい．偏相関係数も同様である．このような結果を得たときは，相関係数表も確認して解釈する必要がある．

eはyとすべての独立変数で相関が高く，独立変数どうしは低い例である．これらはyに対して独立に影響するので重回帰分析の結果をそのまま解釈すればよい．

fはyとすべての独立変数で相関が低く，独立変数どうしは相関の高い例である．これに関しても重回帰分析の解釈だけで十分である．ステップワイズ法を用いれば，すべての変数はとり込まれないだろう．

以上のことから，重回帰分析の結果は，<u>偏回帰係数や偏相関係数の値の大きさ・符号と相関係数との関係も確認すると，解釈の間違いがないだろう</u>．ただし，独立変数が多すぎると解釈は複雑となる問題もある．

●実践のポイント●

- 重回帰分析の偏回帰分析を解釈するときは，相関係数も考慮して解釈する．
- ただし，独立変数の数が5つ以上などのように多くなると解釈は面倒である．

多重ロジスティック回帰分析のしくみ

　多重ロジスティック回帰分析は最近，頻繁に使われるようになった手法である．従属変数が 2 値データ（0-1 型）の場合の重回帰分析と考えられる．多重ロジスティック回帰分析の利点はデータの型や分布に厳密さを要さない点である．

> **★手法の概要**
> - 従属変数 y に対して，独立変数 x の影響度合いを解析する．または y の予測式を構築する．
> - 従属変数は質的（0-1 型の 2 値）かつ 1 つ．
> - 独立変数は量的または質的で 2 つ以上．

§5.1 ● 多重ロジスティック回帰分析とは

　前章まで述べてきた重回帰分析は，厳密にいえば間隔・比率尺度のデータでなければ適用できない．また，変数は正規分布に従うという仮定で成立する理論であった．したがって，こうした条件に従わないデータが混在していても，やむを得ず解析を適用させるというのが現状である．

　多重ロジスティック回帰分析 multiple logistic regression analysis は，単にロジスティック回帰分析とか，ロジスティック分析と呼ばれることもある．この手法は，米国のフラミンガムで

開始された冠状動脈性疾患に対するコーホート調査（Framingham study；Dawber et al.,1951）において用いられたのが始まりである．フラミンガム研究では当初，判別分析で解析した研究結果を報告した経緯もあるが，のちに多重ロジスティック回帰分析で解析をやり直している（この経過についての詳細は [6] を参照）．医学分野の研究で扱うデータでは，この多重ロジスティック回帰分析の利用価値は高いと考えられ，積極的に利用すべきだとの支持も多い．

　多重ロジスティック回帰分析は，簡単にいえば重回帰分析（どちらかといえば判別分析）を応用したものである．適用の違いは図 5.1 を参照されたい．

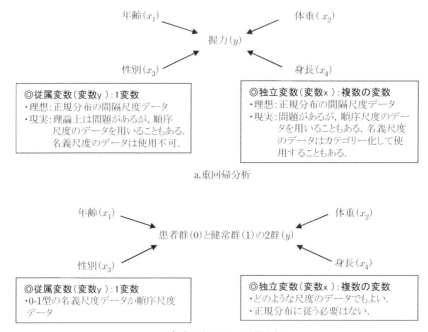

図 5.1　重回帰分析と多重ロジスティック回帰分析の適用の違い

重回帰分析では以下のような**制約条件**があった．

- 従属変数が正規分布に従わなければならない．
- 独立変数の多変量正規分布を仮定しなければならない（誤差が正規分布に従う）．

　現実には，この条件を満たさなくても適用させるときが多い．本来なら上記の仮定を前提としない数量化理論 [⇒ §2.9（p.38）] がある．従属変数や独立変数が名義尺度や順序尺度のデータであれば，数量化理論のほうが適している．しかし，この**数量化理論にも以下のような問題**がある．

- 独立変数の有意性が検定できない．つまり，変数選択の客観的な基準が存在しない．
- 多重共線性が無視される．
- 独立変数に連続変数が混在するとき，順序尺度にカテゴリー化する必要があるため，情報量の損失がある．
- 予測式の構築という面では，信頼性に乏しい．

いずれにしても，これらの問題を回避するのは困難であるため，いままでは一般の多変量解析と数量化理論を併用して解析することもあった．

ところが**多重ロジスティック回帰分析**は，

- 独立変数の尺度，分布型に対しては厳密な仮定をおいていない．
- 係数としてオッズ比を求めることができ，解釈が容易である．
- 各対象者につき，事象の起こる確率として求められる．

といった利点がある．このことから，多重ロジスティック回帰分析は応用範囲が広いということがわかる．もちろん，**以下のような欠点**もある．

- 回帰式構築の判定基準が数種類用意されており，これを基準にすれば最適な結果が得られると断言できない．
- 従属変数が 0-1 型の 2 値データのときしか使用できない．

たしかに欠点は否めないが，応用範囲の広さから積極的に利用すべき手法である．

多重ロジスティック回帰分析では y が 0-1 型の 2 値変数であるから，"0" に対して "1" の起こる確率 P として考えて以下のような回帰式を作る．

$$P = \beta_0 + \beta_1 x_1 \quad (P：確率) \tag{5.1}$$

P は確率だから 0〜1 の範囲をとり，右辺は $-\infty \sim \infty$ の範囲をとるからおかしい式となる．そこで左辺を**オッズ odds** $P/(1-P)$ として考え，その対数をとった，

$$\log\left(\frac{P}{1-P}\right) = \beta_0 + \beta_1 x_1 \tag{5.2}$$

で表すと両辺とも $-\infty \sim \infty$ の範囲をとり，かつオッズが 1 以下のときは負，1 以上のときは正といった直線関係になる（図 5.2）．

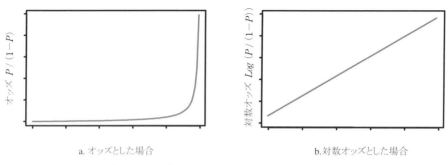

a. オッズとした場合　　　　　b.対数オッズとした場合

図 5.2　左辺をオッズとした場合と対数オッズとした場合の模式図

これは，独立変数が 1 つのときのロジスティック回帰分析のモデルであるが，多重ロジスティック回帰分析では重回帰分析と同じように，複数の独立変数の係数を求めることができる．

試しにこの（5.2）式を，

$$P = \frac{1}{1 + \exp(-(\beta_0 + \beta_1 x_1))} \tag{5.3}$$

と変形すると，図 5.3 のような S 字状の曲線となる．これを**ロジスティック曲線 logistic curve** という．

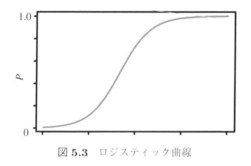

図 5.3　ロジスティック曲線

重回帰分析では，最小 2 乗法により係数を求めた．ロジスティック回帰分析（5.2）式ではこれとは別に最尤法[†1] maximum likelihood method という手段を使って求める．たとえば，従属変数 y_i が 1 となる確率を P_i，y_i が 0 となる確率を $1 - P_i$ とすると，

$$\log\left(\frac{P_i}{1 - P_i}\right) = \beta_0 + \beta_1 x_1 \tag{5.4}$$

[†1] 与えられた標本値に対して尤度を最大にするようにパラメータを推定する方法．推定のために微分する場合は，尤度関数を対数形として扱ったほうが便利である．

§5.1 多重ロジスティック回帰分析とは

となる（(5.2) 式と同じ）．n 人の対象者のうち，i 番目の対象について以下のように $\zeta(x_i)$ を求める．

$$\zeta(x_1) = P_1^{y_1}(1-P_1)^{1-y_1}$$
$$\zeta(x_2) = P_2^{y_2}(1-P_2)^{1-y_2}$$
$$\zeta(x_3) = P_3^{y_3}(1-P_3)^{1-y_3}$$
$$\vdots = \vdots$$
$$\zeta(x_i) = P_i^{y_i}(1-P_i)^{1-y_i}$$

この式の右辺は尤度であり，この $i=1$ から n までの積をとったもの，

$$\prod_{i=1}^{n} \zeta(x_i) = L(\beta) \tag{5.5}$$

尤度関数：$L(\beta)$

の左辺が最大となるように β_0 と β_1 を定める[†2]（最尤法）．

(5.5) 式の対数をとると，

$$\log(L(\beta)) = \log\left(\prod_{i=1}^{n} \zeta(x_i)\right) = \sum_{i=1}^{n}\left((y_i \log(P_i) + (1-y_i)\log(1-P_i)\right) \tag{5.6}$$

$\log(L(\beta))$ ： 最大対数尤度

となる．ここで，

$$P_i = \frac{\exp(\beta_0 + \beta_1 x_i)}{1 + \exp(\beta_0 + \beta_1 x_i)} = \frac{1}{1 + \exp(-(\beta_0 + \beta_1 x_i))} \tag{5.7}$$

$$1 - P_i = \frac{\exp(-(\beta_0 + \beta_1 x_i))}{1 + \exp(-(\beta_0 + \beta_1 x_i))} = \frac{1}{1 + \exp(\beta_0 + \beta_1 x_i)} \tag{5.8}$$

を (5.6) 式に代入して変形した，

$$\log(L(\beta)) = -\sum_{i=1}^{n}\left(\log(1+\exp(-(\beta_0+\beta_1 x_i))) + (1-y_i)(\beta_0+\beta_1 x_i)\right) \tag{5.9}$$

を β で偏微分して 0 とおいた連立方程式を解く．通常，ニュートン・ラフソン法[†3] Newton-Raphson method により求める．

多重ロジスティック回帰分析では，独立変数の影響度合いを**オッズ比 odds ratio** として出力することが可能である．

[†2] β_0 と β_1 が真に近づくほど，$L(\beta)$ は大きくなる．
[†3] ニュートン法とも呼ばれる．数値最適化法の 1 つ．計算の詳細は [6] などを参照．

§5.2 ●多重ロジスティック回帰分析の手順

多重ロジスティック回帰分析は図 5.4 のように進める．各ステップでの判断指標は異なるところもあるが，原則として重回帰分析と同じ手順となっている．

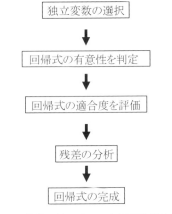

図 5.4 多重ロジスティック回帰分析の手順

§5.3 ●変数選択の方法

原則として重回帰分析 [⇒ §3.3 (p.44)] と同じだが，SPSS ではステップワイズ法（変数増減法）がプログラムされていない．したがって，あらかじめ解析の前に変数増加法か減少法かを行うと決めておく．

SPSS では，

- 強制投入法
- 変数増加（減少）法：尤度比
- 変数増加（減少）法：Wald
- 変数増加（減少）法：条件付

が選択できる．

"強制投入法"は解析者が任意に独立変数を決めて解析する方法である．

"尤度比"とは以下でも述べるが，変数選択の基準として最も望ましい指標である．したがって，とくにこだわりがないかぎり"変数増加（減少）法：尤度比"を選べばよい．

"**Wald**"は各独立変数の有意性を基準に選択していく，いわば重回帰分析のときと同じ変数選択基準である．

"**条件付**"も尤度比を使う選択法なのだが，変数増加させたときの再評価のアルゴリズムが省略されるのであまり薦められない．

◎ 5.3.1 尤度比検定

尤度比検定 likelihood ratio test とは，最大対数尤度を利用して回帰式を検定する．重回帰分析でいう分散分析表の検定に似ている．個々の独立変数の有意性を確認するというよりは，回帰式全体の有意性をみる適合度指標と考えたほうが適切である．

◎ 5.3.2 ワルド検定

多重ロジスティック回帰分析の出力で，個々の独立変数に付記されている係数の検定結果は**ワルド検定 Wald test** によるものである．オッズ比の信頼区間の算出は，この統計量が利用される．

しかし，回帰係数の絶対値が大きくなると推定標準誤差が大きくなるゆえに，ワルド統計量は極端に小さくなるという性質がある．そのときは，「帰無仮説 H_0：偏回帰係数 $= 0$」を棄却しにくくなる問題が起こる．この性質を考慮すれば**尤度比検定を最優先させるべき**である．

●実践のポイント●

- 多重ロジスティック回帰分析の変数選択では，尤度比検定を優先させる．
- 各変数の有意性で判断するワルド検定は，尤度比検定のつぎに考慮する．

§5.4 多重ロジスティック回帰分析の有意性を判定する指標

◎ 5.4.1 回帰式の要約

SPSSでは，回帰式の要約として，回帰式の有意性を判定する指標が3つ出力される．

まず，5.3.1項で述べた尤度比検定がある．求められる**対数尤度の値は小さいほうが適合している**ことを表す．SPSSでは，$-2\times$ 対数尤度の差が χ^2 値に従うことを利用して**モデル χ^2 値 Model chi-square** を出力するので，回帰式の有意性はこれを基準に判断する．回帰式が完全に適合した

場合，尤度は 1，$-2 \times$ 対数尤度は 0 になる．

　$-2 \times$ 対数尤度は，絶対基準ではなく相対基準である．SPSS では定数だけからなる回帰式の対数尤度と比較して，変数選択後における最終ステップの回帰式の対数尤度が有意に減少することを指標として回帰式を作る．1 つ前のステップにおける対数尤度と，現在のステップにおける対数尤度の差を，モデル χ^2 値で検定して有意に減少した場合は現在のステップを採用するという方法で選択する．χ^2 値が有意であれば，さらに以下の基準で判断する．

　そのほかに，コックスとスネルの R^2 **Cox & Snell's R^2** やナゲルケルケの R^2 **Nagelkerke's R^2** という指標がある．値は，ほとんど

$$\text{コックスとスネルの } R^2 < \text{ナゲルケルケの } R^2$$

という関係にあり，いずれも有意であれば回帰式が役立つことを意味するが，どちらが適切かということはいえないために，やはり $-2 \times$ 対数尤度を優先するべきである．

◎ 5.4.2　係数・オッズ比

　多重ロジスティック回帰分析でも，重回帰分析と同様に回帰係数が出力される．しかし，独立変数の影響の大きさについては**オッズ比 odds ratio** を参照する．

　オッズ odds とは，ある事象の起こる確率と起こらない確率の比であり，そのオッズの比をオッズ比と呼ぶ．したがってオッズ比は，ある事象の起こらない確率に対して，ある事象の起こる確率は○○倍というような理解しやすい情報を与える．肺ガンの有無といった従属変数に対して，たばこを吸わない人とたばこを吸う人の独立変数のオッズ比が 2 であったときは，たばこを吸わない人に対して，たばこを吸う人は肺ガンを起こす確率が 2 倍高いということができる．

表 5.1　オッズ比の例

		肺ガン あり	肺ガン なし
喫煙	あり	30	10
	なし	24	16

※数値は人数

$$\text{オッズ比} = \frac{\frac{30}{10}}{\frac{24}{16}} = \frac{3}{1.5} = 2 \text{（倍）}$$

　独立変数が複数存在する多重ロジスティック回帰分析では**調整オッズ比 adjusted odds ratio** というのが正確である．この意味は重回帰分析における偏回帰係数と同様で，他の独立変数の影響

を除外したオッズ比として求められるものである．オッズ比は「従属変数に対する影響の大きさは○○倍である」というふうにわかりやすい表現が可能である．

個々の独立変数について出力される有意確率（p）はワルド統計量である．各変数の有意確率は$p < 0.05$であることが望ましい．ただしワルド統計量には上述した問題もあるので，尤度比検定を優先させて選択する．

オッズ比は，通常，その独立変数が"1"だけ変化したときのオッズ比を出力している[†4]．SPSSでは定数のオッズ比・有意確率も出力されるが，これは無視してよい．

●**実践のポイント**●

- 独立変数の影響の大きさはオッズ比を参照する．
- オッズ比は，独立変数の値が1つ変化したときの従属変数に対する影響度が○○倍，という意味である．

♠ 補足 ♠5　任意の変化量に対するオッズ比の計算

SPSSでは，順序尺度のデータでカテゴリーが"1"だけ変化したときのオッズ比を出力する．偏回帰係数がbである間隔・比率尺度データx_1について，d分だけ変化したときのオッズ比を求めたいときは，

$$\exp(b \cdot d) \quad (b：偏回帰係数) \tag{5.10}$$

で算出する．また，変数x_1, x_2（偏回帰係数b_1, b_2）を組み合わせて，x_1がd_1, x_2がd_2だけ変化した場合のオッズ比は，

$$\exp(b_1 \cdot d_1 + b_2 \cdot d_2) \quad (d_1：変数 x_1の変化量, d_2：変数 x_2の変化量)$$

で求めることができる．

[†4] 比・間隔尺度のデータは"1"，順序・名義尺度の場合は1カテゴリーの変化に対する変化値となる．たとえば，年齢であれば1歳増加したときのオッズ比であり，0-1型による｛男，女｝の区別であれば，男に対する女（または女に対する男）のオッズ比である．

§5.5 回帰式の適合度指標

5.5.1 ホスマー・レメショウの適合度検定

ホスマー・レメショウの適合度検定 Hosmer-Lemeshow test は，回帰式の適合性の検定（χ^2 適合性の検定）で，実測値と予測値を比較する検定である．重回帰分析でいえば重相関係数 R や決定係数 R^2 のようなものである．得られた回帰式から各対象者の事象の起こる確率を計算し，その確率の低いほうから高いほうへと対象者を並べ替え，確率を 0.1 間隔で 10 等分する．その各区間で予測値と実測値の度数の差の和が χ^2 分布に従うことを利用して検定する．

通常は確率を10分割して検定するが，統計パッケージによってはデータにあわせて分割数が異なることもある．ホスマーとレメショウ (1989) は，自由度（分割数 − 2）の χ^2 分布に従うことを利用して，「帰無仮説 H_0：回帰式はよく適合している[†5]」を検定する方法を推奨している．

5.5.2 分割表

$x_1, x_2, \cdots, x_i$ の独立変数で構築された回帰式から，各対象者の得点（スコア S）を算出し，確率 P を求める．

$$S = \beta_0 + \beta_1 x_1 + \beta_2 x_2 + \cdots + \beta_i x_i \tag{5.11}$$

$$P = \frac{1}{1 + \exp(-S)} \tag{5.12}$$

$P=0.5$ として判別し，表 5.2 のような分割表を作成する．

表 5.2 予測値と実測値の 2×2 分割表

		予測 陽性	予測 陰性	計
実測	陽性	a	b	$a+b$
実測	陰性	c	d	$c+d$
計		$a+c$	$b+d$	$a+b+c+d$

表 5.2 をもとにして，以下の指標を求める．

- 感度 sensitivity$= \dfrac{a}{a+b}$

[†5] 通常の検定のように帰無仮説 H_0 が棄却されればよいという形式ではないことに注意．p が 0.05 以上で，回帰式の適合は悪いとはいえない，つまり回帰式はよく適合していると解釈できる．

- 特異度 specificity $= \dfrac{d}{c+d}$
- 陽性反応的中度 positive predictive value$= \dfrac{a}{a+c}$
- 陰性反応的中度 negative predictive value$= \dfrac{d}{b+d}$
- 的中精度 predictive accuracy$= \dfrac{a+d}{a+b+c+d}$

これにより，回帰式がどの程度正しく判別しているかを知ることができる．解析結果では，分割表とともに的中精度だけでも提示するのが望ましい．

●実践のポイント●

- 的中精度は回帰式の適合度を評価する指標である．
- 的中精度を優先させて回帰式を構築してはならない．優先されるべき他の適合度指標が条件を満たしかつ，的中精度も高ければよい．

◎ 5.5.3 ピアソン残差

ピアソン残差 pearson residual は残差を利用した適合度指標である．1つのプロファイル[†6]当たりの症例数が少ないデータ（スパース sparse という）のときは漸近的近似性が成立しないため，利用すべきではない．

§5.6 ●残差の評価

回帰式による予測値から大きく外れた例を抽出し，なぜ外れたかの原因を追及する．ただし，どれくらい外れたら外れ値とするかの基準はないため，明らかに異なる値を示す対象以外は，主観的な判断に頼ることになる．

外れ値の発見，残差の分析はデータ解析で必要な手順であるが，外れ値の削除は注意して行う必要がある．残差分析の指標として重回帰分析と同様にクック統計量と，てこ比がある．これらの統計量は回帰式に適合しないプロファイルデータを診断するので，診断統計量 diagnostic statistics と呼んでいる．外れ値を除いたときは除く前の予測式と比較して，どのように変化したか，といっ

[†6]複数の変数の反応パターンを示したもの．たとえば，生存－死亡，性別，年齢といった変数が用意されているとき，|生存，男性，54歳|というプロファイルに該当する人数は2人である，といった具合に利用される．

た過程も提示する．

■ クック統計量

あるデータが分析結果にどの程度影響を与えているかを表す量．値が大きいときは外れ値の可能性がある．外れ値を除いた後に，残りのデータの残差に及ぼす影響の度合いも知ることができる［⇒ 3.7.2 項（p.55）］．

■ てこ比

てこ比が 0.5 よりも大きいとき，そのデータは分析から除いたほうがよいといわれる．

多重ロジスティック回帰分析の実際

前章は多重ロジスティック回帰分析の基礎的な理論と用語を解説したが，本章では SPSS を使用した実践的な解析手順を述べる．

解析手順の概要は，次ページ図 6.1 のとおりである．

§6.1 　事前準備

多重ロジスティック回帰分析は，さまざまな制約が少ない利点はあるが，工夫によってさらに精度を上げることができる．

◎ 6.1.1 　名義尺度データのダミー変数化

カテゴリー化された名義尺度または順序尺度のデータは，カテゴリー区分の変更など，加工をすることによって精度が上がるので行ってみてもよいであろう．しかし，必ずしも行う必要があるというわけではない．

独立変数には量的データ，質的データが混在しているであろうが，量的データのカテゴリー化，質的データのカテゴリー変更といった手順が適合度の向上に結びつく場合もある．

専門的な考えから，影響すると考えられるにもかかわらず有意とならなかった変数や，有意ではあるがオッズ比が低い変数に対して試みるとよい．ただし，有利な結果を得るために主観的なカテ

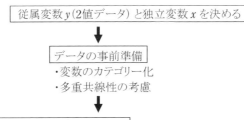

図 6.1　多重ロジスティック回帰分析の手順

ゴリー変更を行うのは推奨できない．データの真相を探るという意味で行ってみる価値はあろうが，客観的根拠に基づかない作為的なデータ操作としては行うべきではない．

名義尺度データは重回帰分析と同様に，0-1 型のダミー変数として解析に含める必要がある [⇒ 4.1.1 項（p.57）]．|男・女| や |あり・なし| のような 0-1 型の変数はダミー変数であるから，そのままで解析できる．

幸いにも SPSS で多重ロジスティック回帰分析を行う際は，簡単な手続きで名義尺度データをダミー変数に変換できる．

◎ **6.1.2　順序尺度データに対するオッズ比の自然対数の確認**

多重ロジスティック回帰分析は，独立変数の数値とそれに対するオッズ比の自然対数が直線関係にあることを前提にしている [7]．順序尺度と間隔・比率尺度のデータに対しては，このことを考慮することによって，さらに回帰式の適合度が向上することもある．解析を終えて回帰式が決まったら，とり込まれた独立変数を対象に確認するとよいだろう．

順序尺度のデータでは，カテゴリーに分けた分割表を作り，それぞれの従属変数の判別，そのオッズ比，対数オッズ比を求める．たとえばダウンロードしたデータの妊婦を対象とした**出産データ.sav**において，"児の性別"｛女 = 0，男 = 1｝を従属変数，"出産経験"｛初産 = 1，2 回目 = 2，3 回目 = 3，4 回以上 = 4｝を独立変数として回帰式が作られたとしよう．

"出産経験"は，4 段階に記録された順序尺度データである．出産 3 回目までは 1 回ごとに区切ってるが，4 回以上をまとめたデータである．この 4 回以上をまとめてしまった根拠はとくにない．したがって ｛1〜2 回目，3〜4 回以上｝ の分け方のほうがよかったり，｛初産，2 回目，3 回以上｝ の分け方のほうがよいと考えることもあるだろう．

そこで，"出産経験"の"児の性別"に対するオッズ比の自然対数が直線関係にあるかを確認するために，分割表を作成する．

分割表は，図 6.2 のようにメニューから，［分析(A)］①-［記述統計(E)］②-［クロス集計表(C)］③ を選ぶ．

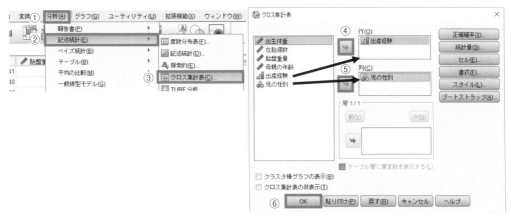

図 **6.2** 分割表の作成手順

［クロス集計表］のダイアログボックスが現れるので，④の ▶ で［出産経験］を［行(O)］へ，⑤ ▶ で［児の性別］を［列(C)］へ移動する．その後，⑥ ＯＫ をクリックする．

SPSS で出力された分割表は，操作を簡単にするために，Excel などの表計算ソフトにコピーする（図 6.3）．SPSS で出力された分割表をクリック①し（枠が表示される），その後，右クリック②する．メニューから［コピー(C)］を選んでクリック③する．Excel のシート上（どこでもよい）で，右クリックし，出てきたメニューの［貼り付け(P)］を選ぶ．

図 6.4 のように Excel 上で対数オッズ比を求める．求めた対数オッズ比はグラフで表し，図 6.5 を

110　第6章　多重ロジスティック回帰分析の実際

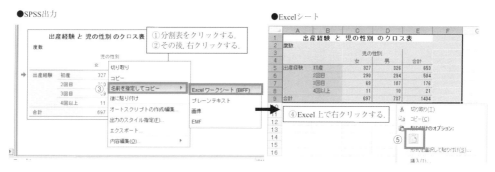

図6.3　分割表をExcelへコピー

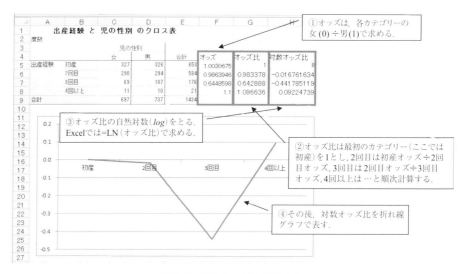

図6.4　対数オッズ比を求める

参照しながら傾向を観察する．この作業はダウンロードしたファイルの**対数オッズ比を求める例.xls**で行える．

　グラフを見ると，初産，2回目と若干減少し，3回目で急激に減少，4回以上で急激に増加している．変化が単調増加または単調減少といった傾向を示していないので，このまま適用させることは不適切かもしれない．{初産，2回目，3回目，4回以上}で区分された名義尺度データと考えてダミー変数化するか，{初産と2回目，3回目，4回以上}の3つのカテゴリーで区分された名義尺度と考えてダミー変数化する方法がよいだろう．

　以上の作業は，順序尺度データの段階が10を越えるような変数では計算も面倒だし，細かすぎて傾向をつかむのが難しいため，最初は10パーセントごと10カテゴリー程度に区分して観察すると

§6.1 事前準備 111

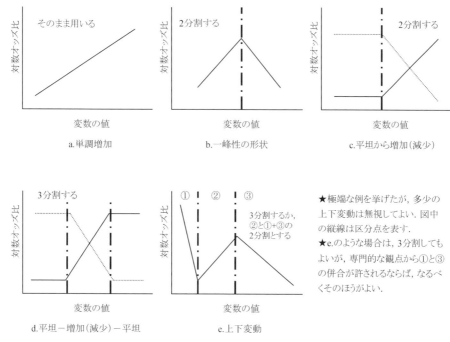

図 6.5 対数オッズ比を図示してカテゴリー化する方法

か，20パーセントごとに5カテゴリーに変更するとよい[†1]．

◎ 6.1.3 間隔・比率尺度データに対するオッズ比の自然対数の確認

　間隔・比率尺度データは原則として，そのままの値を用いる．しかし，任意の値でカテゴリー化してみて対数オッズ比が段階的ではない変化（たとえば図 6.5-b～e）を示す場合はカテゴリー化して順序尺度のデータに変更したほうが適合性の高まることもある．

　カテゴリー区分の数は解析者の主観に委ねることになるが，なるべく変数の情報を失わないようにする．カテゴリーの分け方は，変数の値の4分位数[†2] を参照して区分する方法が妥当である．

　ただし，どれくらいのカテゴリー数に区分するかについては明確な基準がない．また，カテゴリー化・変更した独立変数を入れ換えて回帰式を再構築し，処理前の回帰式と比較して適合性が低下するようであれば，カテゴリー化・変更は行わないようにする．基本的に，間隔・比率尺度データに対する加工は行わないほうが無難である．

[†1] カテゴリー化の基準は存在しないので主観で決める．
[†2] 場合によっては5～10分位数．

> ●実践のポイント●
> - オッズ比の自然対数は，必ずしも確認しなければならないというわけではない．
> - 解析結果が解釈しやすかったときは行わなくてもよい．
> - 適合度の向上にこだわるなら行ってもよい．

◎ 6.1.4 多重共線性

多重共線性は重回帰分析と同様に，ロジスティック回帰分析でも問題となる．4.1.2項（p.60）と同様の確認事項である．独立変数間の相関係数の絶対値 $|r|$ が 0.9 以上をとる場合は，いずれか一方を削除したほうがよい．

そのためには事前に相関行列表を観察し［→ §4.4（p.70）］，回帰式構築の参考とする．

◎ 6.1.5 標本の大きさと独立変数の数

適切な結果を得るための標本の大きさと独立変数の数の関係に関しては，4.1.3項（p.61）を参照されたい．

◎ 6.1.6 交互作用項

回帰式の独立変数間の相関が高かったり，疑似相関の疑いがあるときには，交互作用項を設けることも試みる必要がある［⇒ 4.1.4項（p.62）］．

たとえば，従属変数"生死の判別"に独立変数"年齢"と"性別"がとりこまれたとしよう．高齢になれば死亡率が高くなるといった傾向が観察されるとしても，"高齢者では男性のほうが死亡率はより高い"といった性差の影響が無視できないときには，交互作用項（年齢と性別の積の項）を設けてもよい[†3]．

[†3] ただし，交互作用項の扱いは面倒である．

§6.2 ●SPSSによる事前準備の手順

・使用するデータ：出産データ.sav

> **解析の目的：** 1,436人の妊産婦を対象に取得したデータである．出生体重は生まれた子どもの体重でg（グラム）単位，在胎週数は妊娠から出産までの期間（週数），胎盤重量はgで測定されている．母親の年齢は出産時の年齢，出産経験は何回目の出産か，児の性別は子どもの性別を表す．
>
> 　男の子が生まれるか女の子が生まれるか，現在ではエコー検査などによって出産前にわかるようになっているが，このデータのような変数を使って予測できないかと考えている．そこで，"児の性別"を従属変数，その他の変数を独立変数とした多重ロジスティック回帰分析を行うことにする．

◎ 6.2.1　データの尺度

　多重ロジスティック回帰分析では，データの尺度は問題としない．したがって，事前の確認は不要である．

◎ 6.2.2　正規分布から極端に逸脱した変数はないか？

　多重ロジスティック回帰分析はデータの母集団分布がどんなものであってもよいので，事前に，データが正規分布に従うかといったシャピロ・ウイルク検定は不要である．

　しかし，あまりにも正規分布からかけ離れたデータであれば適合度が悪くなる可能性もあるので，事前にヒストグラムを観察しておく．

◎ 6.2.3　多重共線性

　多重ロジスティック回帰分析では，VIFのような多重共線性の診断結果が出力されないので，事前に相関行列表または散布図行列を観察する．相関行列表の出力は§4.9（p.80）と同様に行う．

§6.3 ●間隔・比率尺度のデータを順序尺度データに変更する

§4.3（p.67）では，"体重"に対してダミー変数化を行った．しかし，§4.3の方法は，とびとびの値（体重は0.5kg刻みで測定したので）で測定された離散データに適用する方法であった．

ここでは，連続データに対するカテゴリー化の方法を解説する．

1　図6.6のように①［変換（T）］－②［連続変数のカテゴリ化（B）］を選ぶ．

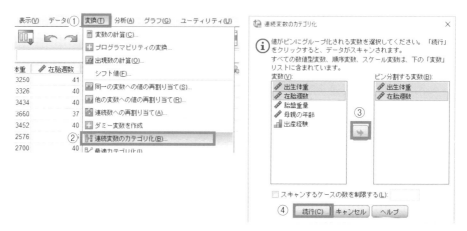

図6.6　連続変数のカテゴリー化の手順

2　［連続変数のカテゴリ化］のダイアログボックスで［変数（V）］ボックスから［出生体重］，［在胎週数］をクリックし，③ ▶ で［ビン分割する変数（B）］に移動する．その後，④ 続行 をクリックする．

3　図6.7で，［出生体重］をクリック（⑤）し，新しいカテゴリー変数名を入力（⑥）する．ここでは"出生体重cat"と入力しておく．

4　⑦ 分割点の作成（M） をクリックすると，［分割点の作成］ダイアログボックスが現れるので⑧［スキャンされたケースに基づく，等しいパーセンタイル（U）］をクリックし，⑨の部分に（分割数－1）の数字として"9"と入力し[†4]，⑩ 適用（A） をクリックする．

5　図6.8に戻るので，⑪［ラベル］欄にカテゴリー数量を割り当てていく．うえから順に"1，2，3，…"と入れていき，［HIGH］の右には"10"が入る．

6　次は，⑫の在胎週数についても⑥に"在胎週数cat"と入力し，⑤～⑪と同様の手順で進めていく．

[†4] ここでは10分割したいので10 － 1 ＝ 9となる．

§6.3 間隔・比率尺度のデータを順序尺度データに変更する 115

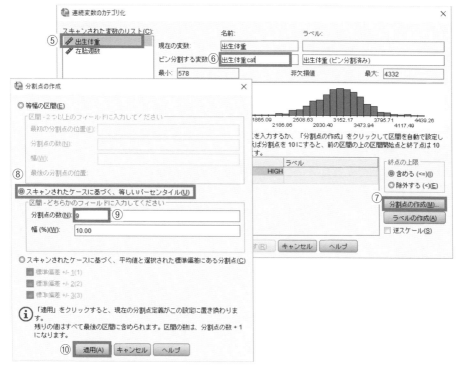

図 6.7 連続変数のカテゴリー化の手順 2

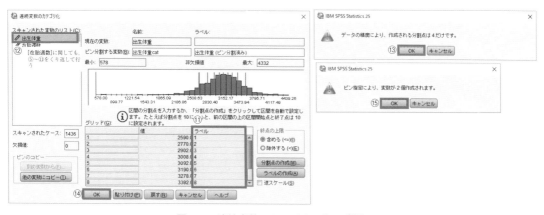

図 6.8 連続変数のカテゴリー化の手順 3

7 在胎週数は中心にデータが集中しているので，同じ手順で行うと⑩ 適用 をクリックした時点で⑬[データの精度により，作成される分割点は4だけです]と警告が出るが， ＯＫ をクリックする．この場合は⑪[ラベル]欄に"5"までしか入力できず，実際5つの欄ができている．

§6.4 ● ヒストグラムの出力

多重ロジスティック回帰分析では変数の正規分布を仮定しないために，事前のシャピロ・ウイルク検定は不要と述べた．しかし念のため，ヒストグラムを観察して分布の著しく偏った変数がないかを確認しておく．こうした変数は異常な結果の原因となるかもしれない．SPSSではシャピロ・ウイルク検定と同時にヒストグラムを出力できる．

1. 図6.9を参照して，メニューの①［分析（A）］-②［記述統計（E）］-③［探索的（E）］を選ぶ．
2. ［探索的分析］のダイアログボックスが現れるので，ヒストグラムを描きたい変数を④から選んで，⑤ ▶ で［従属変数（D）］ボックスに移動する．

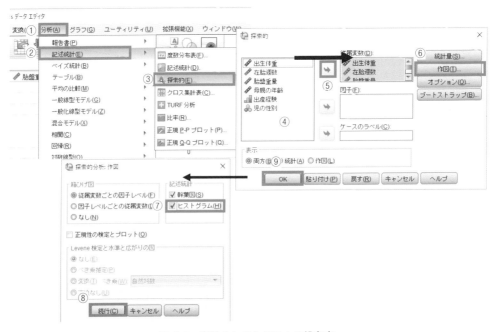

図 6.9 変数のヒストグラムの描き方

3. その後，⑥ 作図（T） をクリックすると，［探索的分析：作図］のダイアログボックスが現れるので⑦［ヒストグラム（H）］にチェックを入れる．

4　あとは⑧ 続行 → ⑨ OK で終了する．

結果はヒストグラムだけではなく，基本統計量も算出される．いくつかの変数のヒストグラムを図 6.10 に掲載した．

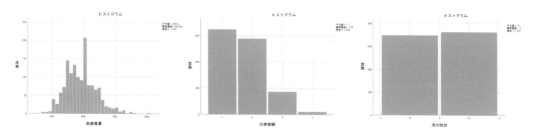

図 6.10　出力されたヒストグラム

　図 6.10 左端は，**胎盤重量**で，多少いびつであるが正規分布に似た分布を示している．右端の**児の性別**は男女ともに同程度であり，なんら問題はない．まん中の**出産経験**は順序尺度のデータである．対数正規分布のような形をしているが，適用には問題がない．ただし，4 回以上のカテゴリー該当者が少ないので，この変数が独立変数として選ばれたときはカテゴリーの変更［⇒ 6.1.2 項］を行ってみる必要があるかもしれない．

§6.5　●散布図行列の作成

散布図行列は，図 6.11 に従って作成する．

1　①［グラフ（G）］－②［レガシーダイアログ（L）］－③［散布図／ドット（S）］を選ぶ．
2　［散布図／ドット］ダイアログボックスで④［行列散布図］をクリック，その後⑤ 定義 をクリックする．
3　［散布図の行列］ダイアログボックスで左枠の変数リストから量的データを選び，⑥ ▶ で右の［行列の変数（M）］に移動する．
4　最後に⑦ OK をクリックする．

カテゴリー数の少ない順序尺度のデータについては散布図を描いても観察しにくいので，スペアマンの順位相関係数による相関行列表を参照する．名義尺度のデータでは分割表を利用する．
　散布図は，図 6.13 のように出力される．"母親の年齢" と "胎盤重量" のデータの並びは点線で表した円形となっている．こうしたときは，相関が 0 に近い．また，"胎盤重量" と "出生体重" は

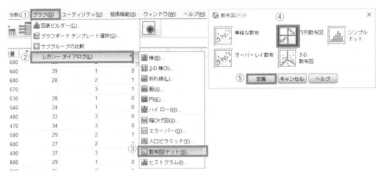

図 6.11　メニューから手法を選ぶ

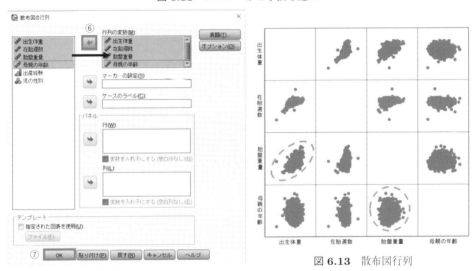

図 6.12　散布図の行列ダイアログボックス

図 6.13　散布図行列

若干楕円形を示しており，相関があることを示している．

この例で，量的データに限っては相関の高い変数は見あたらない．質的データとの関係については散布図よりもスペアマンの順位相関係数や分割表による連関係数で確認されたい．

§6.6　●SPSS による分割表と連関係数

相関係数には，パラメトリックな手法のピアソンの積率相関係数 Pearson's product moment correlation coefficient（ピアソンの相関係数，単に相関係数と呼ぶこともある）と，ノンパラメトリックな手法のスペアマンの順位相関係数 Spearman's rank correlation coefficient が

ある．この他に，名義尺度データに対する相関関係を表すものとして，**連関係数 coefficient of association** というものがある．さまざまな連関係数があるが，とくに本書では**ファイ係数 phi coefficient**（ϕ 係数）と，**クラメールの連関係数 Cramér's measure of association**（または，クラメールの V）を扱う．2×2 分割表ではファイ係数，$l \times m$ 分割表（$l \geqq 2; m \geqq 2$）に対してはクラメールの連関係数が適用される [1]．また，**相関比 correlation ratio**（η）というものもある．それぞれ，データの尺度と正規分布に従うか否かによって使い分ける必要がある（表 6.1）．

表 **6.1** データによる相関・連関係数の適用

相関・連関係数	正規分布	一方の変数	他方の変数
ピアソンの相関係数	2 変数ともする	間隔・比率尺度	間隔・比率尺度
スペアマンの相関係数	少なくとも一方がしない	間隔・比率尺度または順序尺度	間隔・比率尺度または順序尺度
連関係数	問わない	名義尺度または順序尺度	名義尺度または順序尺度
相関比（η）	問わない	間隔・比率尺度	名義尺度または順序尺度

相関係数を求める手順は述べてあるので [⇒ §4.4（p.70）]，SPSS による分割表と連関係数の出力手順を述べる．例として"性別"（名義尺度のデータ）と"母親の年齢"（比率尺度のデータ），"性別"と"出産経験"（順序尺度のデータ）の分割表と連関係数，相関比を出力する．

1　図 6.14 のように，①［分析 (A)］- ②［記述統計 (E)］- ③［クロス集計表 (C)］と進めていく．

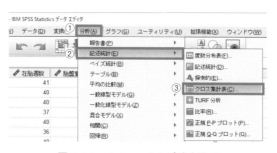

図 **6.14**　メニューから手法を選ぶ

2　図 6.15 のダイアログボックスが現れるので，分割表の**行**に入れたい変数（ここでは児の性別）を左の変数ボックスから①の ▶ で［行 (O)］に移動する．

3　同じく分割表の**列**に入れたい変数を② ▶ で［列 (C)］に移動する．

第6章 多重ロジスティック回帰分析の実際

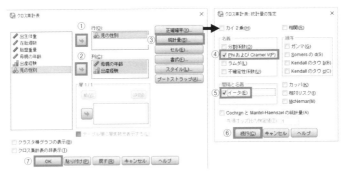

図 6.15 クロス表のダイアログボックス

4 その後，③ 統計量(S) をクリックする．

5 ［クロス集計表：統計量の指定］ダイアログボックスが現れるので，④［Phi および Cramer V(P)］と，⑤［イータ(E)］にチェックを入れる．

6 あとは⑥ 続行 → ⑦ OK で結果が出力される．

結果は，図 6.16 のようになる．ここで，すべての結果は掲載しておらず，必要な部分だけを挙げた．

性別と**母親の年齢**に関しては，［イータ］を参照する．**性別**と**出産経験**は［Cramer の V］を参照する．

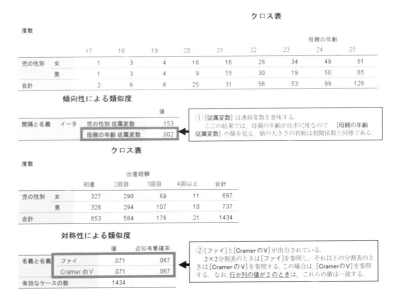

図 6.16 クロス表と連関係数の結果

値の解釈は相関係数と同様である．これらはいずれも連関（相関）が高いとは考えられない結果となっている．

§6.7 解析を進めるうえでの留意点

多重ロジスティック回帰分析を行う際の事前に考慮する点を述べる．

■ 独立変数が多いとき

前版では『独立変数が多いときは，多重ロジスティック回帰分析を行う前に2変量解析を行って変数を絞り込んでおく．変数選択の作業を平易にするために行う』と書いたが，この考え方は既に過去のものとなっている．例えば，事前に差の検定，相関係数，分割表の検定などを施行して，有意確率が $p = 0.05$ に近い変数を残して解析する方法がある．あらゆる多変量解析の手法に共通することだが，この**事前に検定を行って変数を減らす方法は誤りである**．この点については，多くの勘違い例がある．

多重ロジスティック回帰分析に限った話ではないが，複数の変数を組み合わせて解析する際には組み合わせによって，各変数の係数や確率が異なる [⇒ §3.3（p.44）]．2つ3つの独立変数ならまだしも，10変数のように多くなると，どの変数の組み合わせによって係数や確率が変わるかは予想もつかない．その状況で，1つ1つの変数の検定結果をもとにして解析から除外するというのは無謀である．そもそも2つ3つの関係では解明できないと考えて多変量解析を利用しているだろうから，個々の検定結果で判断できるのであれば，はじめから多変量解析を行う必要はなかろう．

多変量解析は複数の変数を扱えるからできるだけたくさんの変数を解析したいという気持ちもあろうが，いろいろと問題も付きまとうため，できる限り狙いを定めた独立変数に限って解析する心構えが必要である．そのうえで，$n \geq$ 独立変数の数 × 10 [⇒ 4.1.3節（p.61）] を満たすのが妥当である．

また，$n \geq$ 独立変数の数 × 10 というものあくまで理想であるので，例えば $n = 20$ で独立変数が3つのときは解析できないわけではない．結果が出力される限り大丈夫である．しかしその結果は n が小さいために，もしかしたら n を増やすことで結果の傾向が変わる恐れがある，という可能性が大きいことは留意しておく．

■ 因果関係を明確に仮定しておく

従属変数，独立変数の意味をよく考えて定義しておくことが重要である．原因と仮定する変数は独立変数で，結果と仮定する変数は従属変数である．介入の ¦あり，なし¦ を従属変数として状態が ¦良い，悪い¦ を独立変数とすれば，状態の ¦良い，悪い¦ が介入の ¦あり，なし¦ に影響するという仮定になる．これが適切かどうかは考えればわかるだろう．

■ 変数増加法と減少法を混在させないように

「変数増加法で思うような結果が得られなかったから，こんどは変数減少法で試してみよう」という考えは良くないといわれても，つい行ってしまう．あらかじめどちらの手法にすると決めたのであれば，それで決定するように心がける．

《知識》8　SPSS で多重ロジスティック回帰分析を行う際には，変数増加法か減少法の何れかしか選べないが，変数増減法（ステップワイズ法）の可能な統計ソフトも存在する．例えば R というソフトでは可能である．

●実践のポイント●

- 多重ロジスティック回帰分析の前に，2 変量解析を行って独立変数を選ぶという方法は誤りである．ただし，独立変数の間にどのような関係があるかを探索する目的であれば行っても構わない．
- 独立変数は，やみくもに増やさないようにする．

§6.8 ●SPSSによる多重ロジスティック回帰

1　図6.17のように①[分析(A)]－②[回帰(R)]－③[二項ロジスティック(G)]を選択する．

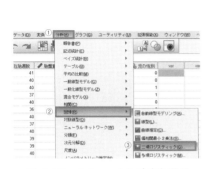

図 6.17　メニューから手法を選ぶ

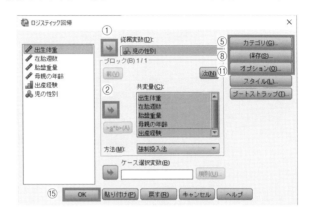

図 6.18　最初のダイアログボックス

2　図6.18で，①　をクリックして[従属変数(D)]に児の性別を入れる．
3　独立変数としたい残りの項目すべてを②　で[共変量(C)]に移動する．

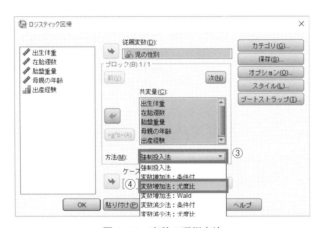

図 6.19　変数の選択方法

4　変数の選択方法は図6.19を参照して，[方法(M)]の右にある③　をクリック　→　[変数増加法：尤度比]を選択する（④）[†5]．

5　図6.18の⑤　カテゴリ(G)　をクリック．

[†5] ここでは尤度比による変数増加法を選んだが，変数減少法を選んでもよい．

124 第6章 多重ロジスティック回帰分析の実際

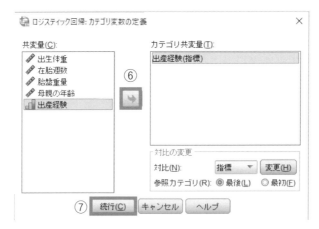

図 6.20 カテゴリ変数の定義ダイアログボックス

6 図 6.20 のダイアログボックスが現れるので⑥ をクリックして，ダミー変数化したい名義尺度のデータもしくは順序尺度のデータを［カテゴリ共変量（T）］へ移動する．**出産経験**は順序尺度として扱ってもよいと考えるが，試しにダミー変数化してみる．

7 ⑦ 続行 をクリックで閉じる．

8 図 6.18 に戻り，⑧ 保存（S） をクリックする．

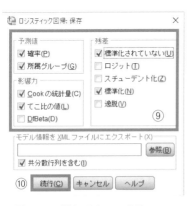

図 6.21 保存ダイアログボックス

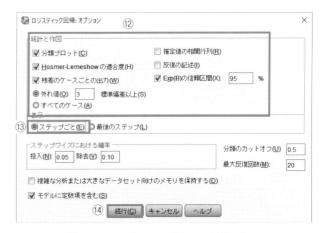

図 6.22 オプションダイアログボックス

9 図 6.21 で，⑨と同じところにチェックを入れる．これは重回帰分析と同様，データとして出力されるものである．

　　［予測値］の［確率（P）］は各対象の確率値，［所属グループ（G）］は 0 か 1 かで出力される．その

他の用語については §5.6（p.105）を参照されたい．

１０ ⑩ 続行 をクリックして閉じる．
１１ 図 6.18 で，⑪ オプション(O) をクリックする．
１２ 図 6.22 のチェック部分⑫と同じ所をチェックする．
１３ その中で，［外れ値(O)］に"3"を入力する．
１４ ［Exp(B) の信頼区間(X)］はオッズ比の信頼区間を出力する設定．通常"95"または"99"を入力．ここでは"95"を入力．
１５ ［表示］の［ステップごと(E)］にチェックを入れる（⑬）．
１６ ⑭ 続行 をクリック．
１７ 図 6.18 に戻って，⑮ OK をクリックすれば結果が出力される．

§6.9 ●多重ロジスティック回帰分析の結果の評価

結果はさまざま出力される．まず，図 6.23 を見てみよう．**出産経験**はカテゴリ変数の指定でダミー変数化したので，**初産**はデータの 1 列目を 1, 2 列目を 0, 3 列目を 0, **2 回目**は 1 列目を 0, 2 列目を 1, 3 列目を 0 というふうに割り当てられたという結果を表している．

カテゴリ変数のコーディング

		度数	パラメータ コーディング		
			(1)	(2)	(3)
出産経験	初産	648	1.000	.000	.000
	2回目	578	.000	1.000	.000
	3回目	173	.000	.000	1.000
	4回以上	21	.000	.000	.000

図 6.23 カテゴリ変数コーディング

以降，結果の判定は，図 6.24 の順に従って進める．

1. 出力された表の①[ステップ 3]をみる．以降，いずれの表においても一番下のステップが最後に決定したモデル（回帰式）である．

    [モデル]はモデル χ^2 値であり，**これが有意（$p < 0.05$）であれば作成された回帰式の有意性が保証**される．有意でなければ回帰式は役に立たないということで解析終了となる．ここでは $p < 0.01$ である．

    [ステップ]は前のモデルからの尤度比の変化量である[6]．尤度比による変数選択法を使っている場合は通常は有意となる．

2. ②の係数の有意性を見る．すべて（定数は関係ない）が $p < 0.05$ であれば望ましい．この例では**出生体重・在胎週数**とも $p < 0.01$ で有意となっている．注意点として，①では有意だが②では有意とならない場合がある．これは尤度比検定（モデル χ^2 値）とワルド検定の違いのためである．先述したとおり，多重ロジスティック回帰分析では尤度比検定を優先させる．したがって，②に有意でない変数があっても専門的な観点から必要だと考える変数は残してもかまわない．

3. ③[Exp(B)]はオッズ比である．1 のときはまったく影響がないことを意味し，1 よりも大きいほど，または小さいほど影響力が強い．

    ④はオッズ比の信頼区間である．**出生体重**はオッズ比 1.001 で，**在胎週数**は 0.779 である．

---

[6] $61.601 - 26.630 = 34.971$ となっている．

§6.9 多重ロジスティック回帰分析の結果の評価　127

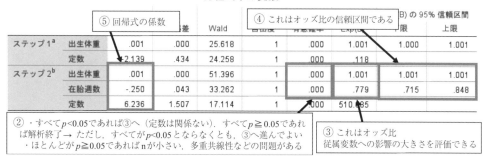

図 6.24　多重ロジスティック回帰分析の結果

影響力は**在胎週数**のほうが大きい[†7]．95％信頼区間は**出生体重** [1.001, 1.001]，**在胎週数** [0.715, 0.848] で，いずれも範囲に 1 を含まないので有意である．

4　⑤の [B] は回帰係数である．したがって，予測式は，

$$\text{score} = 6.236 + 0.001 \times \text{出生体重} + (-0.250) \times \text{在胎週数}$$

を計算し，$p = 1/(1 + \exp(-1 \times \text{score}))$ で各症例の予測確率 p を求める．予測確率 p は 0.5 を境にして $p > 0.5$ が従属変数 1（＝男）に分類され，$p < 0.5$ が従属変数 0（＝女）に分類される．

5　⑥の[−2対数尤度]は①の[モデル]と同じことであるので，無視してよい．また，その他の R^2

[†7] 1 未満の値となるオッズ比は○○倍（整数倍）というふうな理解が難しいので，1 をオッズ比で割って（1÷0.779 ≒ 1.2836 と換算して）比較する．もちろん，レポートや論文に掲載するときは，この換算値は公表できない．

第6章 多重ロジスティック回帰分析の実際

Hosmer と Lemeshow の検定

ステップ	カイ2乗	自由度	有意確率
1	5.193	8	.737
2	6.012	8	.646

← ⑦ $p \geqq 0.05$ であれば予測精度が高いことを意味する

分類テーブル[a]

			予測		
			児の性別		
観測			女	男	正解の割合
ステップ1	児の性別	女	332	363	47.8
		男	258	467	64.4
	全体のパーセント				56.3
ステップ2	児の性別	女	366	329	52.7
		男	265	460	63.4
	全体のパーセント				58.2

← ⑧ 判別の的中率

a. カットオフ値は.500です

図 6.25　多重ロジスティック回帰分析の結果2

の指標は明確な基準がないので何ともいえないが、高いほどよいのは確かである。

6　図6.25で、⑦[Hosmer と Lemeshow の検定][⇒ §5.5 (p.104)]が、$p < 0.05$ であれば回帰式は適合していない。ここでは $p \geqq 0.05$ なので適合していないとはいえない。

7　⑧は判別分割表[⇒ §5.5]である。[全体のパーセント]が 100% に近いほど望ましい。この結果では 58.2% の症例が正しく予測されている（正判別率ともいう）。半数を超える程度の的中率なので、予測精度は高くない結果である。

《知識》9 ┃ オッズ比の信頼区間に限ったことではないが、各独立変数の有意水準 (p) を $p = 0.05$ としているときは 95% 信頼区間を、有意水準 (p) を $p = 0.01$ としているときは 99% 信頼区間の結果を記載するのが一般的である。

■ オッズ比を解釈するうえでの注意

補足5 (p.103) でも述べたが、オッズ比はカテゴリーが "1"（比・間隔尺度のデータでは数値が "1"）だけ変化したときのオッズ比を表している。つまり、**オッズ比は変数の単位に依存する値である**。

ためしに上述の例で、"在胎週数" の変数を 10 倍して同じように多重ロジスティック回帰分析を行うと、回帰係数は $-0.250 \to -0.025$（10分の1）に変化する。オッズ比は $0.779 \to 0.976$ に変化する。これは、$\exp(-0.250 \times 1) \fallingdotseq 0.779$ に対して $\exp(-0.025 \times 1) \fallingdotseq 0.976$ の関係となっている。したがって、重回帰分析の標準偏回帰係数のように異なる変数間の影響の大小をオッズ比で単純比較できない。ただし、ダミー変数のようにカテゴリー数が同じ変数どうしの大きさは比較できる。

§6.9 多重ロジスティック回帰分析の結果の評価

■ 回帰式適合度の解釈

オッズ比の数値はどちらも大きくないため，回帰式自体が有意であったとしても役に立つとは考えにくい．さらに正判別率も 58.2 ％で低いので，別の変数を追加するなどの対処が必要であろう．

このような結果となった背景には，n が大きいという原因があるかもしれない．n が非常に大きいデータでは回帰式の有意性だけにこだわらずに，結果を正しく読む必要がある．

■ 標本の大きさ n と独立変数の数 p

このデータは標本の大きさ n が 1,000 人を超えるほど大きいので，この点の問題はない．

■ 多重共線性は存在しないか？

多重ロジスティック回帰分析では［VIF］といった指標がないので，相関行列表［⇒ §4.4（p.70）］を観察する（図 6.26）．出生体重と在胎週数の相関係数[8] は 0.473 で多重共線性があるとは考えられない．

全体で見ても，相関係数の極端に高いものは見あたらない．むしろ，［在胎週数］と［児の性別］の相

相関

		出生体重	在胎週数	胎盤重量	母親の年齢	出産経験	児の性別
出生体重	Pearson の相関係数	1	.473**	.582**	-.004	.084**	.137**
	有意確率 (両側)		.000	.000	.871	.001	.000
	度数	1436	1436	1436	1422	1436	1434
在胎週数	Pearson の相関係数	.473**	1	.167**	-.095**	-.105**	-.069**
	有意確率 (両側)	.000		.000	.000	.000	.009
	度数	1436	1436	1436	1422	1436	1434
胎盤重量	Pearson の相関係数	.582**	.167**	1	.017	.055*	.111**
	有意確率 (両側)	.000	.000		.531	.036	.000
	度数	1436	1436	1436	1422	1436	1434
母親の年齢	Pearson の相関係数	-.004	-.095**	.017	1	.428**	.002
	有意確率 (両側)	.871	.000	.531		.000	.943
	度数	1422	1422	1422	1422	1422	1420
出産経験	Pearson の相関係数	.084**	-.105**	.055*	.428**	1	.046
	有意確率 (両側)	.001	.000	.036	.000		.079
	度数	1436	1436	1436	1422	1436	1434
児の性別	Pearson の相関係数	.137**	-.069**	.111**	.002	.046	1
	有意確率 (両側)	.000	.009	.000	.943	.079	
	度数	1434	1434	1434	1420	1434	1434

**. 相関係数は 1％ 水準で有意 (両側) です．
*. 相関係数は 5％ 水準で有意 (両側) です．

図 6.26 相関行列表

---

[8] ここではピアソンの相関係数を掲載しているが，もしデータが正規分布しないのであればスペアマンの順位相関係数を参照する必要がある．

関係数が -0.069 という非常に小さな値であるにも関わらず，$p < 0.01$ で有意なのは不自然である．これも n が大きいためである．

■ **独立変数のカテゴリー化による対数オッズ比のチェック**

独立変数の対数オッズ比が単調増加するかどうかを確認する作業も行っておくとよい[†9]．

間隔・比率尺度のデータであれば，§6.3 に従って順序尺度データに変更する．在胎週数は 4 カテゴリーに分割されていた．

順序尺度データに変更した在胎週数を対象として 6.1.2 項に従い，対数オッズ比を求める．図 6.27 でわかるとおり，在胎週数の対数オッズは単調増加していない．3 番目のカテゴリーを境に低下している．

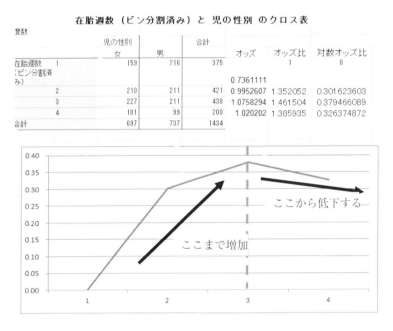

図 **6.27** 在胎週数の対数オッズ

この例であれば（主観で判断するしかないのだが），1～3 番目のカテゴリーは増加し続けているが，4 番目のカテゴリーは減少するので，1～4 カテゴリーのダミー変数にしてもよい[†10]．カテゴリーの変更作業は §4.3（p.67）を参照する．

[†9] この手順は，絶対に行わなければならないというものではない．
[†10] カテゴリー化の作業は主観が入るため，どれが正しいとはいえない．また，必ずしも行わなければならないわけではない．

変更後に，多重ロジスティック回帰分析を行い，モデル χ^2 値や正判別率を変更前の結果と比較して適合度が大きく向上するなら，カテゴリー変更後の解析の方が適しているかもしれない．

《知識》10 ｜ 対数オッズ比のチェックは，理解できないようなら無理に行う必要はない．

§6.10 ● 適合度の評価

◎ 6.10.1 回帰式構築の再確認

上述例では，尤度比による変数増加法で独立変数を選択した．［変数減少法；尤度比］では異なる結果となることもあるので試してみたが，それでも出生体重と胎盤重量が選ばれる．

本章では変数増加法を解説したが，標本の大きさ n が大きいとき（解析に含める独立変数 ×10 人以上）は，変数減少法を用いても何ら問題はない．

あらかじめ，どちらで行うか決めておけばよい．

◎ 6.10.2 残差の確認

結果の出力のなかに，図 6.28 のグラフが出力される．これは，実測値（棒状に積み重ねられた 0 と 1 の数字）が，どれくらいの予測値（グラフの x 軸で左方向が 0[＝ 女]，右方向が 1[＝ 男]）として予測されたかを表している．理想では，実測の 0 の値が左端，1 の値が右端に集中してもらえばよいのだが，この図のように 0.5 付近に集中するようだと，あまり予測精度は高くない．

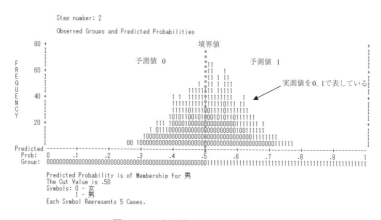

図 6.28　実測値と予測値のグラフ

保存ダイアログでチェックした項目については，データに追加出力される（図6.29）．図6.21の設定に対応して"予測確率，クック統計量，てこ比"の順に出力されている．残差観察のために，グラフを描いたりするときには便利である．

児の性別	予測値 PRE_1	予測判定 PGR_1	Cook統計量 COO_1	てこ比 LEV_1	残差 RES_1	標準化された残差 ZRE_1
0	.41554	0	.00424	.00593	-.41554	-.84320
0	.50803	1	.01071	.01027	-.50803	-1.01619
1	.54494	1	.00224	.00268	.45506	.91382
0	.56865	1	.00340	.00257	-.56865	-1.14818
0	.57456	1	.00786	.00578	-.57456	-1.16212
0	.40556	0	.00606	.00880	-.40556	-.82599
0	.57652	1	.01171	.00853	-.57652	-1.16679
1	.41526	0	.00397	.00281	.58474	1.18665
1	.52308	1	.00185	.00203	.47692	.95485
1	.53330	1	.00784	.00888	.46670	.93548
0	.58290	1	.00475	.00339	-.58290	-1.18216
0	.35239	0	.00330	.00602	-.35239	-.73766
0	.70273	1	.02984	.01247	-.70273	-1.53750
0	.45794	0	.00293	.00247	-.54206	1.08798

図 6.29　残差などの追加出力

このデータでは，±3以上外れた値が存在しないために，出力されていない．試しに図6.22の⑫のところで［外れ値］を"3"ではなく"1.5"に入力して解析すると，図6.30が出力される．

ケースごとのリスト[b]

ケース	選択された状態[a]	観測 児の性別	予測	予測グループ	残差	一時変数 Z残差	S残差
32	S曲線	0**	.800	1	-.800	-2.000	-1.800
85	S曲線	1**	.321	0	.679	1.453	1.510
150	S曲線	0**	.692	1	-.692	-1.499	-1.537
160	S曲線	0**	.682	1	-.682	-1.464	-1.516
195	S曲線	0**	.689	1	-.689	-1.489	-1.531
216	S曲線	0**	.676	1	-.676	-1.446	-1.504
263	S曲線	0**	.676	1	-.676	-1.446	-1.504
269	S曲線	0**	.697	1	-.697	-1.517	-1.548
296	S曲線	0**	.759	1	-.759	-1.775	-1.692
348	S曲線	1**	.307	0	.693	1.502	1.539
362	S曲線	1**	.304	0	.696	1.513	1.546
395	S曲線	1**	.325	0	.675	1.442	1.502
408	S曲線	0**	.707	1	-.707	-1.554	-1.570

図 6.30　残差の大きい例の一覧出力

これをもとに，外れた対象の特性を再検討することができる．ただし，外れていた対象をやみくもに除外するのは避けなければならない．

§6.11 レポート・論文への記載

レポートや論文に記載する際は重回帰分析と同様に，

- 変数のダミー変数化，変数変換を行った場合は，それに至った理由
- 多重共線性の確認を行ったか．行った場合はその手順
- 変数選択にはどの方法を使ったか
- 適合度の評価には，何を指標としたか
- 残差，外れ値の検討をしたか．行った場合はその手順

を記載する．最低限，変数選択の方法と適合度の評価指標を述べておく必要がある．

今回の例であれば，

■■■■■■■■□□□□□□□□ 論文での記述例 □□□□□□□□□■■■■■■■■

事前に変数の散布図を観察し，著しく直線関係を示すような変数は存在しなかったことを確認した．
尤度比による変数増加法による多重ロジスティック回帰分析の結果は表 6.2 のようであった．
モデル χ^2 検定の結果は $p < 0.01$ で有意であり，各変数も有意（$p < 0.01$）であった．ホスマー・レメショウの検定結果は $p = 0.646$ で良好であることがわかったが，判別的中率は 58.2 ％で非常に良いとはいえなかった．
実測値に対して予測値が $\pm 3SD$ を超えるような外れ値は存在しなかった．

表 6.2 多重ロジスティック回帰分析の表

	偏回帰係数	有意確率 (p)	オッズ比	オッズ比の 95 ％信頼区間	
				下限	上限
出生体重	0.001	0.000	1.001	1.001	1.001
在胎週数	−0.250	0.000	0.779	0.715	0.848
定数	6.236	0.000			

モデルχ^2検定　　$p < 0.01$
判別的中率　　58.2 ％

■■■■■■■■□□□□□□□□□□□□□□□□□□□□□□□□□□□□□□■■■■■■■■

と記載する．

主成分分析のしくみ

★手法の概要

- 多変数のもつ変動をなるべく少数の合成変数に総合して表す手法.
- 量的な独立変数が複数で,従属変数 (y) は実在する変数ではない(概念).

§7.1 主成分分析とは

主成分分析 principal component analysis とは,多変数のもつ変動をなるべく少数の合成変数に総合して表す手法である.

主成分分析には,

1. 多変数のもつ変動をなるべく少数の合成変数に総合して表し,変数群のもつ概念(主成分)を探る
2. 後に続く多変量解析の手法のために,変数間の相互関係を観察する

といった目的がある.

主成分分析は,変数どうしの相関関係からデータの性質を探る手法である.多変量解析を行おうとするときは多くの変数を対象とするため,事前に主成分分析を行って変数間の相互関係を把握す

るという使い方も効率的である．また主成分分析は，他の多変量解析と比較して解析手順が単純だという長所もある．こうした意味では，多変量解析の基本的な位置づけとなっている．

重回帰分析は，握力という実際に測定できる従属変数に対して，身長，体重の独立変数が，それぞれどれくらい影響するかを知るために重回帰式を作る手法である．重回帰式は，

$$握力 = b_1 \times 身長 + b_2 \times 体重 \tag{7.1}$$

のようになる．

主成分分析は，実際に測定できない概念の従属変数に対して，身長，体重の独立変数が，それぞれどれくらい影響するかを知るために重回帰式のような式，

$$体格 = b_1 \times 身長 + b_2 \times 体重 \tag{7.2}$$

を作る手法である．(7.1) 式と異なるのは，**従属変数が実際に測定されていない概念の変数（体格）となっている点**である．とりあえず身長と体重の両者にとって最も共通する要素をもつ概念を想定して主成分の式を作り，概念である従属変数の意味づけは解析者の主観に委ねる．

(7.2) 式を一般化すると，

$$z = b_1 x_1 + b_2 x_2 + \cdots + b_p x_p \tag{7.3}$$

と表せる．形としては重回帰分析や多重ロジスティック回帰分析と同様であるが，実在する y ではなく，構成概念の z を想定している点が特徴である．

図 7.1 は，(7.2) 式をグラフで表したものである．

縦軸を体重，横軸を身長としたグラフであるが，これらの 2 変量に最も都合のよい，つまり各点の情報損失量の 2 乗和が最も小さくなるような (7.2) 式の b_1, b_2 を求める[†1]．逆にいえば，両者にとって最も共通した要素をもつような直線式を求めることになる．なお，この直線式は身長の平均と体重の平均（主成分の平均）を必ず通る．主成分分析のイメージを何となく理解するなら，ここまでわかればよい．

以降は，やや面倒な説明になる．理解できない場合は読み飛ばしてもさしつかえない．(7.2) 式は（身長の平均 $\bar{x}$, 体重の平均 $\bar{y}$）の点 G（主成分の平均）を通る．G と $(x_1, y_1), (x_2, y_2), \cdots, (x_n, y_n)$ の各点との距離を求め 2 乗和とする．

任意の点 D との距離を GD とし，図 7.1 で考えると三平方の定理から，

$$GD^2 = GQ^2 + DQ^2 \tag{7.4}$$

[†1] 回帰式の最小 2 乗法とは異なることに注意．

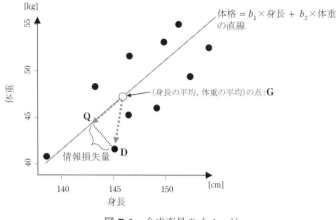

図 **7.1** 合成変量のイメージ

の関係がある．情報損失量 DQ（D から（7.2）式におろした垂線の距離）の 2 乗 DQ^2 が最小になればよいのだが，これがわからないから GQ^2 を最大にすることを考える．

GQ の距離は主成分得点と呼ばれる．この主成分得点の分散 Q は，

$$\begin{aligned}
Q &= \frac{1}{n-1} \sum \Big(b_1 x_1 + b_2 x_2 - (b_1 \bar{x}_1 + b_2 \bar{x}_2)\Big)^2 \\
&= \frac{b_1^2}{n-1} \sum (x_1 - \bar{x}_1)^2 + \frac{2 b_1 b_2}{n-1} \sum (x_1 - \bar{x}_1)(x_2 - \bar{x}_2) + \frac{b_2^2}{n-1} \sum (x_2 - \bar{x}_2)^2 \\
&= b_1^2 S_{11} + 2 b_1 b_2 S_{12} + b_2^2 S_{22}
\end{aligned} \tag{7.5}$$

である．ただし，（7.5）式で，

$$S_{11} = \frac{1}{n-1} \sum (x_1 - \bar{x}_1)^2, \quad S_{22} = \frac{1}{n-1} \sum (x_2 - \bar{x}_2)^2$$

$$S_{12} = \frac{1}{n-1} \sum (x_1 - \bar{x}_1)(x_2 - \bar{x}_2)$$

を意味する．

b_1, b_2 は直線の傾きを表すものであり，$b_1 : b_2$ の比率さえ保っていればどのような値となってもよい．そうなると計算が面倒なので，$b_1^2 + b_2^2 = 1$ という**制約条件**を設ける．

制約条件つきの極値問題を解くためには**ラグランジュの乗数法** Lagrange multiplier method [†2] により，ラグランジュ未定乗数 λ を制約条件の変形式 $1 - b_1^2 - b_2^2 = 0$ に乗じてラグランジュ関数

[†2] 制約条件のもとで最適化を行うための方法．いくつかの変数に対して，いくつかの関数の値を固定するという制約条件のもとで，別のある 1 つの関数の極値を求めるという問題を考える．各制約条件に対して定数（未定乗数）を用意し，これらを係数とする線形結合を新しい関数として考える．

L,

$$L(b_1, b_2, \lambda) = Q(b_1, b_2) - \lambda(b_1{}^2 + b_2{}^2 - 1)$$

を考え，(7.5) 式を代入して，b_1, b_2, λ で $L(b_1, b_2, \lambda)$ を偏微分する．

$$\frac{\partial L}{\partial b_1} = 2b_1 S_{11} + 2b_2 S_{12} - \lambda \cdot 2b_1 = 0 \tag{7.6}$$

$$\frac{\partial L}{\partial b_2} = 2b_1 S_{12} + 2b_2 S_{22} - \lambda \cdot 2b_2 = 0 \tag{7.7}$$

$$\frac{\partial L}{\partial \lambda} = -(b_1{}^2 + b_2{}^2 - 1) = 0 \tag{7.8}$$

この連立方程式について，(7.6) 式と (7.7) 式をそれぞれ 2 で割って行列で表すと，

$$\begin{bmatrix} S_{11} - \lambda & S_{12} \\ S_{12} & S_{22} - \lambda \end{bmatrix} \begin{bmatrix} b_1 \\ b_2 \end{bmatrix} = 0 \tag{7.9}$$

のような固有方程式となる．λ を固有値 eigen value，b_1, b_2 を固有ベクトル eigen vector とした固有値問題 eigenvalue problem を解くと，

$$(S_{11} - \lambda)(S_{22} - \lambda) - S_{12}{}^2 = 0 \quad \text{（逆行列が存在しないという条件）} \tag{7.10}$$

$$\lambda = \frac{(S_{11} + S_{22}) \pm \sqrt{(S_{11} + S_{22})^2 - 4(S_{11} S_{22} - S_{12}{}^2)}}{2} \tag{7.11}$$

となる．λ は複数求められるので大きいほうを採用し，固有ベクトルを求めて，後述する固有値（寄与率），主成分負荷量を計算する．以上の過程は変数が 3 つ以上の場合にも一般化できる．

通常は上記の計算だけでバラツキを十分説明できないので，さらに (**7.3**) 式と同型でかつ，上述の手順で求められた式に直交する（無相関となる）ような新しい式を構築し，再び合成変量を求める．最初に求められる合成変量は**第 1 主成分**，次に求められる合成変量は**第 2 主成分**というふうに順次求めていき，p 個の独立変数が対象であれば**第 p 主成分**まで求めることができる．

面倒な理屈はともかく，以上の計算は SPSS がすべて行ってくれるので理解は不要である．

§7.2 ●主成分分析の手順

主成分分析は前章までの手法と異なってチェック事項が少ないため，自由に適用できる特徴がある．慣れない人は「これでよいのだろうか？」という不安をもつだろうが，よほどでないかぎり，まず問題はない．

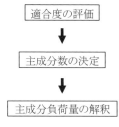

図 **7.2** 主成分分析の手順

結果の読み方さえわかればよいといっても過言ではない．重回帰分析や多重ロジスティック回帰分析の前に変数どうしの関係を見るために行うという使い方もできる．

《知識》11　主成分分析は，他の多変量解析を行う前の変数相互間の関係を検討する手法としても有用である．あまり厳密なことは考えずに，まずは主成分分析で解析するというのもよいだろう．

§7.3 ●主成分分析により得られる情報

ここでは，主成分分析で出力される情報を解説する．

◎ 7.3.1 共通性

主成分分析では第 1 主成分，第 2 主成分，……というように，いくつかの主成分（合成変数）が得られる．この**主成分全体に対する変数ごとの説明力の程度を表すのが共通性 communality** である．共通性とは本来，因子分析に使われる用語である．

主成分分析の計算では，共通性初期値はすべて 1 となる特徴がある．また主成分分析の共通性は 1 を超えることがない．

因子抽出後の共通性が小さい変数は，その解析にあまり役立っていないといえる．ただし，役立っていないからといっても解析からの除外は慎重に行うべきである．

◎ 7.3.2 固有値と寄与率

固有値 λ については，難しい理論のところ［⇒ §7.1］で説明した．**主成分ごとに出力される固有値は大きいほど説明力が強い**，つまり多くの変数のもつ要素（バラツキ）をカバーしていることになる．

第 1 主成分の固有値 λ_1，第 2 主成分の λ_2, λ_3, $\cdots$, λ_p としたとき，$\lambda_1 > \lambda_2 > \lambda_3 > \cdots > \lambda_p$ の関係がある．

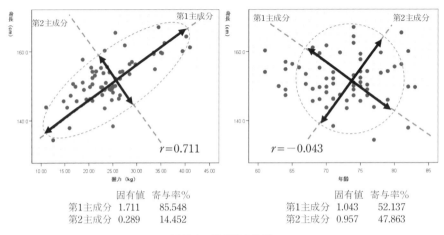

図 7.3　固有値の性質

　図 7.3 は，相関の高い 2 つの変数による主成分分析の結果（左）と相関の低い 2 つの変数による主成分分析の結果（右）である．左図は相関の高い第 1 主成分の合成変量（右上がりの矢印［楕円の長径］）に点が近く，直交する第 2 主成分（左上がりの短い矢印［楕円の短径］）に対しては点が遠退いている[†3]（図中矢印の長さ）．これが固有値と寄与率にも影響し，第 1 主成分の値は大きいが第 2 主成分の値は小さい．相関の低い右図は，第 1 主成分も第 2 主成分も（2 つの矢印）点の遠近度は大差ない．したがって，固有値も寄与率も，ほとんど同じである．

　寄与率は固有値を利用して，第 i 主成分の固有値 ÷ 全主成分固有値の合計 × 100 で算出する．各主成分に応じて第 1 主成分の寄与率，第 2 主成分の寄与率と呼び，全主成分の寄与率の総和を**累積寄与率 cumulative proportion** という．寄与率は，固有値と同様に第 1 主成分 > 第 2 主成分 > $\cdots$，というように次第に小さくなっていき，0 に近ければ変数の関わり合いが小さいことを意味する．

　以上をもとに，**固有値が 1 以上までの主成分**，または**累積寄与率が 80 % となるまでの主成分を採用する**[†4] というのが慣例である．ただし**独立変数の数 ≧ 主成分の数**という条件が伴う．

[†3] これらの直線はあくまで理解を平易にするために引いたものなので，実際の直線とは異なる．また固有値，寄与率は大きいほど説明力は高いのだが，混乱させないためにわかりやすい表現を使っている．
[†4] この基準に理論的根拠はなく，あくまで慣例である．

●実践のポイント●

- 固有値が 1 以上までの主成分を採用する.
- または累積寄与率が 80 % となるまでの主成分を採用する.

◎ 7.3.3 主成分負荷量

主成分負荷量 component loading は,各主成分に対する変数の関連の強さを表すものである.主成分負荷量は各主成分ごとに出力されて ± 1 以下の値をとる係数で,主成分と各独立変数との相関係数を意味する.この値の大きさから,各変数がどの主成分に属するかを判断する.どれくらいの主成分負荷量の大きさであればよいかといった客観的基準はないが,相関係数と似た判断で**望ましくは 0.7 以上,最低でも 0.4 以上**であれば,その主成分に属すると考える[5].

表 7.1 主成分負荷量の出力例

	第 1 主成分	第 2 主成分
身長（cm）	0.877	−0.480
体重（kg）	0.877	0.480

主成分負荷量は,主成分分析の要となる結果である.(7.2) 式でいうところの b_1, b_2 のことである.表 7.1 の例では,

$$\text{第 1 主成分} = 0.877 \times \text{身長} + 0.877 \times \text{体重} \tag{7.12}$$

となる.身長も体重も係数の値・符号とも同じなので,同程度の影響力をもつことになる.身長と体重で表される合成変数なので,"体格"と意味づけしておく.

ところで,

$$\text{"第 2 主成分"} = -0.480 \times \text{身長} + 0.480 \times \text{体重} \tag{7.13}$$

は,どのように捉えるべきであろうか.第 2 主成分は,第 1 主成分と**無相関 $r = 0$ となる主成分**であるため,同じく"体格"と考えることはできない（図 7.3 も参照）.ここでは 2 変数の値が正反対に出ているので,単純に"体重と身長を分ける成分"と考える.

---
[5] 場合によってはすべての主成分で 0.4 未満の値しか取らない変数もある.そのときは,最も値の大きい主成分に属すると考える.あまりにも小さな値しかとらない変数であれば,除外したほうが解釈しやすいときもある.

第 1 主成分は身長も体重もともに大きい，またはともに小さいという体格を表していると考えた．第 2 主成分は，第 1 主成分で説明しきれない要素，つまり身長が大きくても体重は重い，身長が小さくても体重は軽いという意味づけの身長と体重を分ける成分である．**各主成分を意味づけする上では，互いに無相関であることを考慮する**．また，出力された主成分がすべて有意義な主成分となるとは限らず，ここでの第 2 主成分のような出力であれば，無理にでも解釈しなければならないというわけでもない．

主成分負荷量は表 7.1 のように数値で表してもよいが，図 7.4 のようにグラフで表したほうが見やすいときもある．

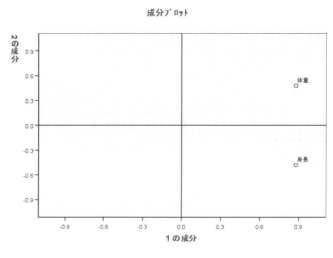

図 **7.4** 主成分プロット

●実践のポイント●

- 主成分負荷量は各主成分と変数との相関係数を意味する．
- 主成分負荷量は望ましくは 0.7 以上，最低でも 0.4 以上であれば，その主成分に属すると考える．
- 寄与率が小さく，意味づけが難しい主成分については無理に解釈する必要はない．

◎ 7.3.4 主成分得点

主成分得点 component score は，(7.12) 式や (7.13) 式から得られた各対象ごとの得点である．重回帰分析や多重ロジスティック回帰分析の残差分析のように，対象ごとの傾向を観察することができる．

§7.4 その他の判定基準

◎ 7.4.1 カイザー・マイヤー・オルキンの標本妥当性

カイザー・マイヤー・オルキンの標本妥当性 Kaiser-Meyer-Olkin Measure of Sampling Adequacy（以降は KMO 測度と記す）は，SPSS では KMO 測度として出力される．本来は因子分析で参照する指標である[6]．

KMO 測度は，すべての独立変数間の偏相関係数の 2 乗和が相関係数の 2 乗和に比べて小さいとき，1 に近づく．偏相関係数が大きいということは独立変数間の関与が小さいことを意味する．

KMO 測度を判断する基準として表 7.2 が提案されている（Kaiser ら，1974）．

表 7.2 KMO 測度の判定

$0.90 \leq$	優良
$0.80 \leq$	良好
$0.70 \leq$	中等度
$0.60 \leq$	やや不良
$0.50 \leq$	不良
$0.50 >$	不可

主成分分析では極端に気にすることはない情報量であるが，**0.5 以上をクリアできていれば問題ないだろう**．

◎ 7.4.2 バートレットの球面性検定

主成分分析では独立変数間に相関がなければ主成分の解釈に意味はない．それを検定するのがバートレットの球面性検定 Bartlett test of sphericity である．

バートレットの球面性検定は，帰無仮説 H_0：分散共分散行列は単位行列の定数倍に等しい，を検定する．有意なときは共分散が 0 ではないということで，独立変数間に相関があることを意味する．

---
[6]似たような指標として MSA（Kaiser's measure of sampling adequacy）というものもある．

7.4.3 主成分の数の決め方

以下の基準が慣習的に提案されている.

- 累積寄与率が 80 % となるまでの主成分を採用し，60 % 以上は必ずとりあげる
- 固有値を指標とする場合は，固有値が 1 以上のものをとりあげる
- 最大で独立変数の数と同じ数の主成分まで

ただし，主成分分析は，とりあえず変数間の相互関係を見てそのあと他の手法を続けるといった予備的に行うことも多いので，あまり厳密に規定せずに決めてもよいだろう．上記は一応の基準として考える程度でよい．

●実践のポイント●

- 主成分分析では KMO 測度やバートレットの球面性検定にこだわる必要はない．
- 強いていえば，KMO 測度は 0.5 以上，バートレットの球面性検定は有意であることが望ましい．

8 主成分分析の実際

本章では SPSS を使用した実践的な主成分分析の手順を述べる．解析手順は，図 8.1 を参照して進めていく．

図 8.1　主成分分析の手順

第8章 主成分分析の実際

§8.1 ● 事前準備

◎ 8.1.1 変数に名義尺度のデータがあるとき

　主成分分析はパラメトリックな手法であるため，なるべくであれば名義尺度のデータは使用しないことを推奨する．しかし，実際には名義尺度データを対象としなければならないときがある．そこで名義尺度のデータをダミー変数に変更して使用すれば，異常な結果となることは少ない．

　カテゴリーが3つ以上の名義尺度データがあるときは，0-1型のダミー変数に変換する［⇒ §4.3 (p.67)］．シンタックスコマンドを利用するダミー変数化の方法は下に述べる．

◎ 8.1.2 標本の大きさと独立変数の数

　標本の大きさと変数の数の関係については，特別基準がない．重回帰分析の指標を参考にすればよいだろう［⇒ 4.1.3項 (p.61)］．

◎ 8.1.3 変数変換

　あまり勧めないが，分布の歪みが著しいなら変数変換［⇒ 4.1.5項 (p.62)］を行う方法もある．

§8.2 ● シンタックスコマンドを用いたダミー変数への変更方法

　SPSSでのデータ入力やExcelからデータを読みこむとき［⇒ 文献[1]の第1章などを参照］は，全角文字データは直接読みこめない．全角文字データを入力するときは，最初に変数ビューで設定しておく必要がある．

　文字で分類されたデータは，できるかぎり数値を割り当てたデータに（A地域を"1"，B地域を"2"，C地域を"3"のように）変更[†1]しておいたほうがよい．ダミー変数の変更方法は4章［⇒ §4.3 (p.67)］でとり上げたが，シンタックスコマンドを利用して，まとめて変更してしまう方法もある．シンタックスコマンドは慣れないと面倒であるが，非常に効率のよい作業である．ここではシンタックスコマンドを利用したダミー変数の作成手順を述べる．

■名義尺度データの入力方法

1　データを表示する初期画面で，図8.2のように［**変数ビュー(V)**］をクリックする．

[†1] 量的データに変更するという意味ではない．単にカテゴリーごとに数値を割り当てるだけである．

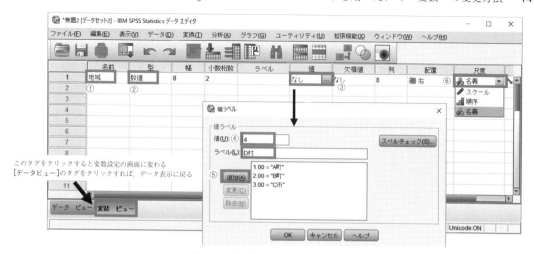

図 8.2　名義尺度データの設定

2　図 8.2 で，変数ビューの①[名前]列に変数名を入れる．ここでは"地域"と入力．

3　②[型]は[数値]のままとする．

4　③[値]をクリックすると，セル内に […] のボタンが現れる．これをクリックすると，[値ラベル]のダイアログボックスがでる．

5　④のように，[ラベル(L)]の欄に名義尺度のデータのカテゴリー名を入力する（ここでは"D村"）．

6　次に[値(U)]の欄に D 村に割り当てたい数字"4"を半角入力する．

7　⑤ 追加(A) をクリックすると，右の変数リストボックスに追加されていく．

8　この作業をくり返して，|1 = A町，2 = B町，3 = C市，4 = D村| のように数値を割り当てる．数値の大きさには意味がないので，区別さえできれば，0 から始めてもよいし，順番が逆になってもよい．入力し終えたら OK をクリックして，ダイアログボックスを閉じる．

9　⑥の[尺度]をクリックして ▼ ボタンをクリックし，[名義]を選んでおく．これで名義データの設定は終了である．

つぎに，[データビュー(D)]タグをクリックしてデータ一覧に戻る．図 8.3 のように，値ラベルボタンをクリックすると，日本語と数字の表示が交互に切りかわる．以上は |1 = A町，2 = B町，3 = C市，4 = D村| の 4 カテゴリーからなる名義尺度データの入力方法である．ダウンロードデータに，これと同じ**地域データ.sav** があるので，自分で作成した地域データと比較してみよう．

148   第8章　主成分分析の実際

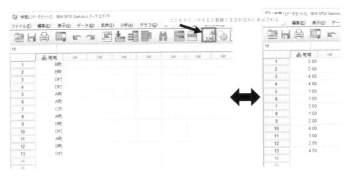

図 8.3　値ラベルによる表示の切り替え

■ダミー変数化

　この**地域データ.sav**のダミー変数化の方法を解説する．もちろん，§4.3（p.67）の方法でも加工は可能であるが，シンタックスコマンドを使用したほうが作業効率はよい．

1　図 8.4 のように①［ファイル（F）］－②［新規作成（N）］－③［シンタックス（S）］をクリック．

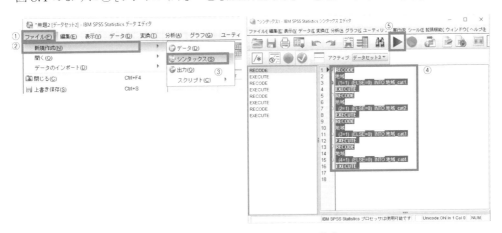

図 8.4　シンタックスコマンドの設定

2　シンタックスウインドウが開くので，④に以下を入力する．

```
RECODE
地域
    (1=1)   (ELSE=0)   INTO 地域_cat1.
EXECUTE.
```

```
RECODE
地域
   (2=1)  (ELSE=0)  INTO 地域_cat2.
EXECUTE.
RECODE
地域
   (3=1)  (ELSE=0)  INTO 地域_cat3.
EXECUTE.
RECODE
地域
   (4=1)  (ELSE=0)  INTO 地域_cat4.
EXECUTE.
```

3 その後，このコマンドすべてを範囲指定し，⑤の ▶ をクリックする．

以上のコマンド記述はダウンロードファイルの**地域カテゴリのシンタックス.SPS** に収めてある．シンタックスコマンドは大変便利であるが，すべてを覚えるのは大変なので必要最低限の解説に留めておく．

シンタックスコマンドの意味は図 8.5 を参照されたい．これは上述したコマンドの最初のブロック（4 行目まで）である．このコマンドがカテゴリー数の分，くり返されている．この内容を解説すると，

- 1 行目：半角大文字で **RECODE** とする．
- 2 行目：**変数名**（＝ここでは**地域**）とする．
- 3 行目：
  - ①：**地域**データのカテゴリー 1 に **1** を割り当てるという意味．
  - ②：それ以外のカテゴリーに **0** を割り当てるという意味．
  - ③：①と②で 0 と 1 を割り当てた**変数**（＝ここでは**地域_cat1**）を追加する．
- 4 行目：半角大文字で **EXECUTE．** とする．

この記述を 4 カテゴリー分くり返している．

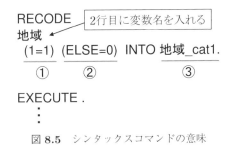

図 8.5　シンタックスコマンドの意味

以上のシンタックスコマンドを実行すると，図 8.6 のようなデータが追加される.

地域	地域_cat1	地域_cat2	地域_cat3	地域_cat4
B町	.00	1.00	.00	.00
B町	.00	1.00	.00	.00
D村	.00	.00	.00	1.00
D村	.00	.00	.00	1.00
A町	1.00	.00	.00	.00
A町	1.00	.00	.00	.00
C市	.00	.00	1.00	.00
A町	1.00	.00	.00	.00
B町	.00	1.00	.00	.00
D村	.00	.00	.00	1.00
A町	1.00	.00	.00	.00
B町	.00	1.00	.00	.00
D村	.00	.00	.00	1.00

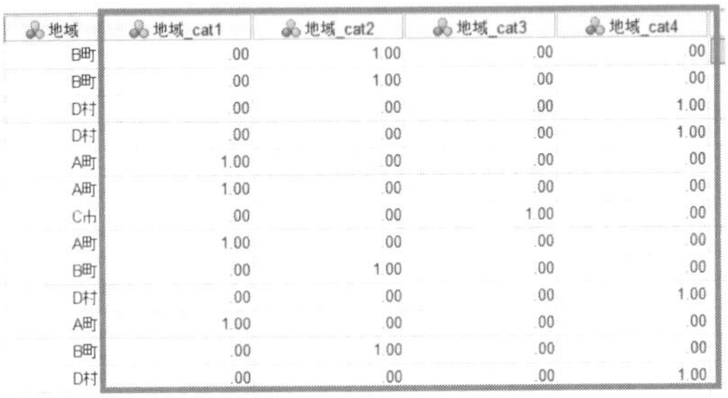

図 8.6　ダミー変数の追加出力

§8.3 解析を進めるうえでの留意点

重回帰分析や多重ロジスティック回帰分析のような厳密な指標もないので，とくに気をつけるべきところはない.

事前に変数間の相関係数を観察して，著しく相関の高い変数どうしを留意しておく程度である.結果が解釈しづらいなら，一方を除外するなどの対処が必要となる.

また，主成分は複数の変数により構成されるのが一般的であるが，単一の変数で構成される主成分が存在するときは，その変数の分布をみて異常がないか確認し，必要に応じてダミー変数に変更後，再解析するなどの対策が必要となるだろう.

§8.4 ●SPSSによる事前準備の手順

・使用するデータ：体力データ.sav

> **解析の目的：** このデータは66名の一般市民を対象に体格に関する項目と体力に関する項目（新体力テスト[a]の一部）を測定したデータである．
>
> **上体起こし回数**は仰向けに寝た状態から上体を起こす腹筋運動である．**長座位体前屈**は立位体前屈のようなテストで，膝を伸ばして床に座った状態から足のつま先に向けて両指を伸ばすといった柔軟性を表し，**片脚立位時間**は片足を挙げて立っていられる時間（120秒で打ちきり）を測るバランスのテスト，**10m障害物歩行時間**は6個の高さ20cmの障害物を等間隔に置いた10mの距離を歩く時間を測る歩行能力のテストである．
>
> これらの変数の関係を主成分分析により縮約し，いくつかの総合指標が作られるかどうかを検討する．
>
> [a] 文部科学省により平成11年度から施行されている体力テストである．安全かつ簡素的な複数項目からなり，幅広い年齢層（6歳～79歳）を対象にできるテストである．

◎ 8.4.1 名義尺度，順序尺度のデータは存在しないか？

体力データ.savでは性別のみが名義尺度のデータ（ダミー変数）である．その他は比率尺度となる．性別は {女 = 0，男 = 1} のダミー変数であるので，加工 [⇒ §4.3（p.67）または§8.2] は行わない．

◎ 8.4.2 正規分布から極端に逸脱した変数はないか？

シャピロ・ウイルク検定 [⇒ §1.11（p.20）] を利用して，変数が正規分布に従うかを確認する．解析すると図8.7のようになった[2]．性別は名義尺度のデータなので結果を見なくてよい．線で囲った変数が正規分布に従っていないと判断する．

主成分分析では，厳密にいうと変数が正規分布に従うことを前提としている．しかし，現実に扱うデータは正規分布に従うものばかりではない．そこで正規分布から逸脱したデータでもとりあえず解析に加えておき，結果を見てから主成分負荷量がおかしな値（つまり異常に大きいとか小さいとか）をとるようであれば，除外して解析する．

[2] 性別は名義尺度のデータなので，正規分布の確認は不要であるが表示した．

正規性の検定

	Kolmogorov-Smirnov の正規性の検定 (探索的)[a]			Shapiro-Wilk		
	統計量	自由度	有意確率	統計量	自由度	有意確率
性別	.491	66	.000	.487	66	.000
年齢	.101	66	.093	.981	66	.390
身長 (cm)	.082	66	.200*	.984	66	.534
体重 (kg)	.103	66	.079	.968	66	.089
体脂肪量 (%)	.073	66	.200*	.981	66	.393
握力 (kg)	.128	66	.009	.958	66	.026
上体起こし回数 (回)	.346	66	.000	.771	66	.000
長座位体前屈 (cm)	.112	66	.041	.940	66	.003
片脚立位時間 (秒)	.178	66	.000	.872	66	.000
10m障害物歩行時間 (秒)	.091	66	.200*	.920	66	.000

*. これが真の有意水準の下限です.
a. Lilliefors 有意確率の修正

図 8.7 シャピロ・ウイルク検定の結果

ここで，ヒストグラムも作成してみよう [⇒ §4.5 (p.73)]．性別は名義尺度データだから，度数が均一な一様分布 [⇒ 図 1.3 (p.9)] であることが望ましい．この分布では男性が少ない傾向にある．

握力，10m 障害物歩行時間，長座位体前屈はシャピロ・ウイルク検定で正規分布していなかったが，ヒストグラム（図 8.8）を観察するうえでは大きな歪みではない．上体起こし回数や片脚立位時間は正規分布と考えにくい．とくに片脚立位時間は測定時に 120 秒以上を打ちきっているため，順序尺度のデータと考えたほうがよい．

これらの変数は，主成分分析の結果で他と異なった傾向を示すおそれがある．たとえば主成分負荷量が極端に大きい・小さいとか，"握力"だけの主成分とか"10m 障害物歩行時間"だけの主成分のように，単一の変数で主成分を構成するようなときである．その場合は，やむを得ず変数を除外するしかない．対策として，いくつかのカテゴリーに分けてダミー変数に加工する方法もある [⇒ §4.3 (p.67) または §8.2]．

ただし前述してきたとおり，主成分分析は厳密に前準備をして行う手法でもないため，分布の歪んだ変数が異常な結果を表しているかもしれないと留意して解釈すれば，特別加工などの対策はしなくてもよいだろう．

◎ 8.4.3 相関行列表の確認

主成分分析は相関係数をもとに解析しているので，事前に相関行列表を確認する [⇒ §4.4 (p.70)] とよい．

特別高い値を示す変数どうしは結果への影響力が強くなるので，どちらかを除外することもある．

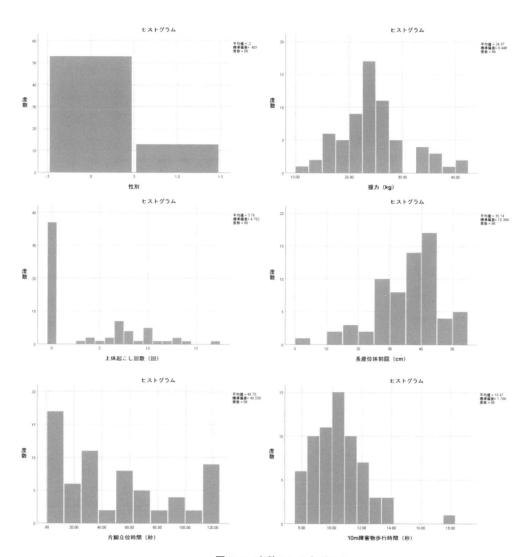

図 8.8 変数のヒストグラム

§8.5 ●SPSSによる主成分分析

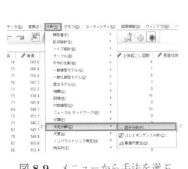

図 8.9 メニューから手法を選ぶ

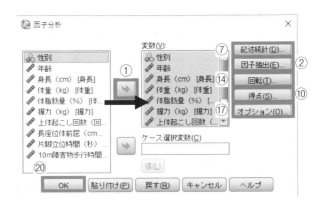

図 8.10 最初のダイアログボックス

1. 図8.9で①[分析(A)] − ②[データの分解(D)] − ③[因子分析(F)]の順にクリックする.
2. 図8.10で左の変数リストから,すべての変数を① ▶ で移動.
3. ② 因子抽出(E) をクリックする.

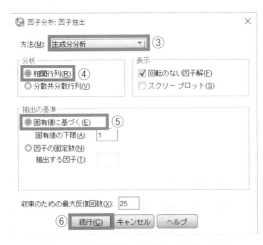

図 8.11 因子抽出のダイアログボックス

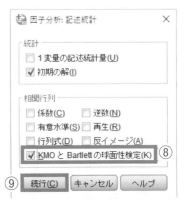

図 8.12 記述統計のダイアログボックス

4. 図8.11で,③[方法(M)]から[主成分分析]を選ぶ.④が[相関行列(R)]となっていることと,⑤が[最小の固有値(E)]にチェックされていることを確認する.その後,⑥ 続行 をクリック.
5. 図8.10に戻って,⑦ 記述統計(D) をクリック.

6 図 8.12 で，⑧[KMO と Bartlett の球面性検定(K)]にチェックを入れる．もし，同時に相関行列表も出力したければ，上にある[係数(C)]にもチェックを入れる．その後，⑨ 続行 をクリック．

7 図 8.10 に戻り，⑩ 得点(S) をクリックする．

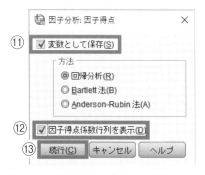

図 8.13 因子得点のダイアログボックス

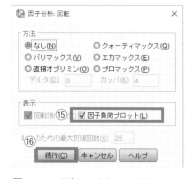

図 8.14 回転のダイアログボックス

8 図 8.13 で⑪[変数として保存(S)]，⑫[因子得点係数行列を表示(D)]にチェックを入れる．その後，⑬ 続行 をクリック．

9 図 8.10 で，⑭ 回転(T) をクリックする．

10 図 8.14 で，⑮[因子負荷プロット(L)]にチェック後，⑯ 続行 をクリック．

11 再び図 8.10 に戻るので，⑰ オプション(O) をクリックする．

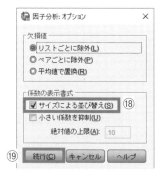

図 8.15 オプションのダイアログボックス

12 図 8.15 で，⑱[サイズによる並び替え(S)]にチェック後，⑲ 続行 をクリック．

13 図 8.10 に戻り，⑳ OK をクリックで終了．

§8.6 ● 主成分分析の結果の評価

主成分分析の結果の解釈は，重回帰分析や多重ロジスティック回帰分析よりも簡単である．

KMO および Bartlett の検定

Kaiser-Meyer-Olkin の標本妥当性の測度		.584	①
Bartlett の球面性検定	近似カイ2乗	345.136	
	自由度	45	
	有意確率	.000	②

図 8.16　KMO 測度とバートレット検定の結果

1. まず，図 8.16 に挙げた主成分分析適用の妥当性を評価する．[Kaiser-Meyer-Olkin の標本妥当性の測度]の値が[0.584]となっていることを確認する（①）．この値は，主成分分析においては **0.5 以上あればよい**．そして，[Bartlett の球面性検定]の有意確率は[.000]なので，$p < 0.01$ で有意に単位行列とは異なると判断され，主成分分析を行う意味がある．

共通性

	初期	因子抽出後
性別	1.000	.898
年齢	1.000	.699
身長（cm）	1.000	.877
体重（kg）	1.000	.929
体脂肪量（％）	1.000	.888
握力（kg）	1.000	.817
上体起こし回数（回）	1.000	.796
長座位体前屈（cm）	1.000	.708
片脚立位時間（秒）	1.000	.698
10m障害物歩行時間（秒）	1.000	.654

因子抽出法: 主成分分析

図 8.17　共通性の結果

2. 図 8.17 で，[初期]はすべて 1 になる[†3]．[因子抽出後]の値は，後に述べる主成分行列（主成分負荷量）の変数ごと各主成分の 2 乗和となっている．この結果は詳細に解釈する必要はない．

3. 図 8.18 は，各主成分の固有値を出力している（線囲み部）．第 10 成分（行の数）まで出力されている．主成分数の決定は，**固有値が 1 以上の成分まで**，**累積寄与率**（図中では[累積％]）

[†3] 主成分分析は，共通性の初期値を 1 に固定（独自性は 0 となる）し，さらに反復推定しない因子分析の特殊なケースであると考えられている．

固有値　寄与率　固有値　寄与率

説明された分散の合計

成分	初期の固有値 合計	分散の %	累積 %	抽出後の負荷量平方和 合計	分散の %	累積 %
1	3.325	33.252	33.252	3.325	33.252	33.252
2	1.959	19.587	52.839	1.959	19.587	52.839
3	1.566	15.661	68.500	1.566	15.661	68.500
4	1.115	11.148	79.649	1.115	11.148	79.649
5	.639	6.386	86.035			
6	.500	4.996	91.031			
7	.446	4.457	95.488			
8	.246	2.455	97.943			
9	.147	1.467	99.410			
10	.059	.590	100.000			

因子抽出法: 主成分分析

図 **8.18**　固有値の結果

が 80 %程度ということで，第 4 主成分までの解釈に止める．

[**分散の%**]は寄与率である．第 1 主成分は 33.252 %，第 2 主成分は 19.587 %の説明力がある．

成分行列[a]

	成分 1	2	3	4
握力（kg）	.895	-.017	.113	.044
身長（cm）	.872	.044	.239	-.239
性別	.777	.540	.005	.054
体脂肪量（%）	-.635	-.278	.634	-.073
年齢	-.103	.769	.208	.230
10m障害物歩行時間（秒）	-.493	.638	-.020	-.053
長座位体前屈（cm）	-.008	-.577	.421	.444
片脚立位時間（秒）	.474	-.491	-.361	-.319
体重（kg）	.337	.094	.861	-.258
上体起こし回数（回）	.404	-.072	-.040	.791

因子抽出法: 主成分分析

a. 4 個の成分が抽出されました

図 **8.19**　主成分負荷量の結果

4　図 8.19 が，主成分分析で最も重要な**主成分負荷量**である．これらの係数値は各主成分との相関の程度を表す．第 1 主成分における**握力** 0.895，**身長** 0.872，**性別** 0.777，**体脂肪量** −0.635 は係数値が高い．つまり，第 1 主成分への関与度が高い変数群となる．

10m 障害物歩行や**片脚立位時間**，**上体起こし回数**も，0.4 以上の中程度の値を示しているが，どちらかというと第 2 主成分以降における値のほうが高い．したがって，第 1 主成分は**握力，**

身長，性別，体脂肪量によって表される構成概念と考えたほうがよい．

係数値がどれくらいになればその主成分に関与しているかの明確な基準はないが，相関係数と同じように考えて，

① 基本的に **0.4** 以上の値を示す変数は関与し，**0.2** 以下のような小さい値は関与しない．
② 複数の主成分にまたがって係数値が 0.2 よりも大きい値を示している変数は，最も高い負荷量を示している主成分に該当させる．
③ どの主成分においても係数値が 0.2 以下を示している変数は，最も高い負荷量を示している主成分に該当させるか，解析から除外する．

と判断する．これも絶対的基準ではない．

主成分得点係数行列

	成分 1	成分 2	成分 3	成分 4
性別	.234	.276	.003	.048
年齢	-.031	.393	.133	.206
身長（cm）	.262	.023	.153	-.214
体重（kg）	.101	.048	.549	-.231
体脂肪量（%）	-.191	-.142	.405	-.065
握力（kg）	.269	-.009	.072	.040
上体起こし回数（回）	.122	-.037	-.025	.710
長座位体前屈（cm）	-.002	-.295	.269	.399
片脚立位時間（秒）	.142	-.251	-.231	-.286
10m障害物歩行時間（秒）	-.148	.326	-.013	-.048

因子抽出法: 主成分分析
成分得点

図 **8.20** 主成分得点係数の結果

5 主成分得点を計算するために必要な主成分得点係数は図 8.20 に出力される．第 1 主成分の得点は，

$$第1主成分得点 = 0.234 \times 性別 + (-0.31) \times 年齢 + 0.262 \times 身長 + \cdots + (-0.148) \times 10m障害物歩行時間$$

の式に各症例の値を入力して求める．

6 主成分得点は，わざわざ手計算で求めなくても，データに追加する形で出力される（図 8.21）．この値をもとに症例ごとの得点グラフを作り，それぞれの特徴を検討できる．

§8.6 主成分分析の結果の評価　159

	@10m障害物歩行時間	FAC1_1	FAC2_1	FAC3_1	FAC4_1
	9.05	-.31376	-.45216	-.32405	.57478
	11.05	-.25607	-.51443	-.06661	.67806
	10.10	.11537	-.52561	-.02948	.35388
	12.60	-1.04913	.61853	-.25437	.31179
	10.40	.08986	-1.01320	-.33149	-.58411
	11.55	-.63272	.36605	-1.67665	1.82642
	9.35	-.66271	-.41127	-.79402	.48321
	8.90	-.20333	-.77581	.39244	1.20730
	11.70	-.80542	.76881	.33329	-.61445
	10.60	-.66237	.50886	-1.93084	-.41796
	10.10	-.78307	.78745	2.03658	-.44562
	8.90	-.11468	-.74042	-.87727	-1.03714
	9.40	-.12357	-.69319	-.57610	.39488
	9.15	.14793	-.82799	-1.02836	-1.46879

図 8.21　主成分得点の追加出力

主成分得点については，各変数につき平均 0，分散 1 となるように標準化したデータと図 8.20 の係数を掛けている．1 行目のデータであれば，

$$-0.31376 = 0.234 \times \frac{0 - 性別の平均}{性別の標準偏差} + (-0.031) \times \frac{74 - 年齢の平均}{年齢の標準偏差} + \cdots$$
$$+ (-0.148) \times \frac{9.05 - 10m 障害物歩行時間の平均}{10m 障害物歩行時間の標準偏差}$$

の計算で求めている．

《知識》12　主成分分析では，重回帰分析や多重ロジスティック回帰分析のように変数の有意性（p）を判定することはない．したがって，結果の解釈は解析者の主観に頼ることになる．自由に解釈できるというのは混乱を招く欠点となるが，目的に見合わせて解釈できる点は利点でもある．

他の出力として，主成分負荷量（図 8.19）をグラフにした［成分プロット］も出力されている（図 8.22）．

■ 3 次元成分プロットを 2 次元に変更する

図 8.22 は第 1〜第 3 主成分までの結果を 3 次元グラフで出力しているので，このままでは理解できない．

そこで，［成分プロット］のグラフをダブルクリックして，編集する（図 8.23）．

1　図 8.24 で，メニューから①［編集(E)］-②［Z 軸の選択(Z)］を選ぶと，［プロパティ］のダイアログボックスが現れる．③［変数］タブをクリックする．

2　④の［Z 軸］をクリックして，一番上の［除外］を選ぶ．

3　⑤ 適用(A) をクリックしたら，その右隣の 閉じる か，⑥ ❌ をクリックして終了．

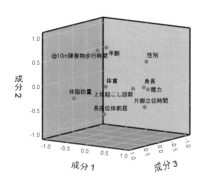

図 8.22　成分プロット

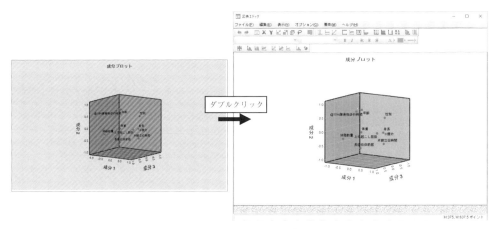

図 8.23　図表エディタの呼び出し

　以上の作業で第1主成分と第2主成分の2次元グラフに変更され，かなり見やすくなる．他の主成分との組み合わせでグラフを作成したいときは，図8.24④以降の作業で，X軸，Y軸の値を変更できる．

　さらに，グラフを見やすくするために $x = 0$，$y = 0$ の直線を追加してみよう．

1　グラフをダブルクリックして，図表エディタを出す．
2　図8.25の① ⊔ ボタンをクリックする．
3　[プロパティ]のダイアログが現れるので，② 閉じる をクリック．
4　同様に③ ⊢ ボタンをクリック-[プロパティ]ダイアログで④ 閉じる をクリック，と同じ手順をくり返す．

§8.6 主成分分析の結果の評価　161

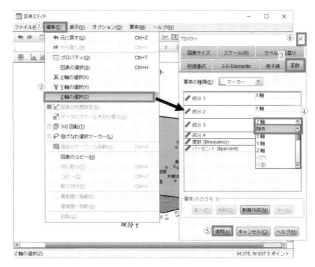

図 8.24　図表エディタの編集

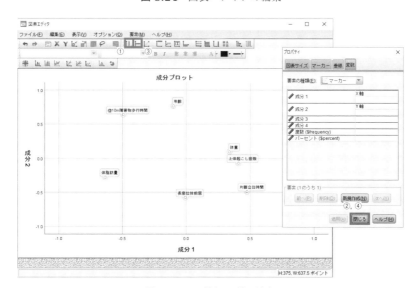

図 8.25　x 軸と y 軸の追加

この作業によって，X・Y軸を追加できる．

§8.7 ●レポート・論文への記載

レポートや論文には，

- 変数のダミー変数化，変数変換を行った場合は，それに至った理由
- 寄与率（または固有値）の提示と主成分の数を決めるに至った基準
- 主成分負荷量（表として提示する）

を記載する．

結果の解釈は，表 8.1 を参考にする．変数は成分ごとに係数値の大きいものから順に並んでいる．値が 0.6 以上を示すような変数であれば，その主成分を構成する主要な変数と考える．0.4～0.6 であれば中程度に関与すると考える．0.2 以下であれば関与しないと考える．この基準は相関係数の判断基準をもとにしているが，絶対的な基準ではないことに注意されたい．

今回の例では，

■■■■■■■■□□□□□□□□ 論文での記述例 □□□□□□□□■■■■■■■■

主成分は，固有値が 1 以上となる成分まで求めた．各主成分の寄与率は表 8.1 の通りで，累積寄与率は 79.65 %であった．

第 1 主成分を作る主要な変数は握力，身長，性別，体脂肪量である．10m 障害物歩行時間や片脚立位時間，上体起こし回数，体重も中程度に関与しているので，体格とパワー要素をもつ運動能力の成分と考える．体脂肪量が少ないことからも高い運動能力をもった者が該当するのではないかと推測できる．長座位体前屈といった柔軟性や年齢はほとんど関与しない．この成分は全体の 33 %（分散の%）を反映する．

第 2 主成分を作る主要な変数は年齢，10m 障害物歩行時間，長座位体前屈，片脚立位時間である．これだけで考えると，バランス能力や柔軟性を表す運動能力指標と考える．高齢になれば立ったり歩いたときにふらつきやすく，10m 障害物歩行時間や片脚立位時間に現れているだろう．第 1 主成分にとり込まれた性別も関与しているが，女性であれば柔軟性も高いだろうと推測できる．

第 3 主成分は体重，体脂肪量が大きいため，重さを表す成分である．

第 4 主成分は上体起こし回数のみで構成される主成分であるが，長座位体前屈も中等度に影響するので，上体起こし運動（腹筋運動）は他の体力指標と異なった性質をもつといえる．

ところで，上体起こし回数は正規分布から著しく逸脱していた [⇒ 図 8.8] ので，それが単独で第 4 主成分を構成してしまった原因となっている可能性がある．

上体起こし回数は 0 回の者が異常に多いので，|0 回，1 回以上| のダミーデータに変更して再解析したが，結果の傾向は変わらなかった．

■■■■■■■■□□□□□□□□□□□□□□□□□□□□□□□□□□□□□□□□■■■■■■■■

と記載する．

表 8.1 主成分分析の表

	第1主成分	第2主成分	第3主成分	第4主成分
握力	0.895	−0.017	0.113	0.044
身長	0.872	0.044	0.239	−0.239
性別	0.777	0.540	0.005	0.054
体脂肪量	−0.635	−0.278	0.634	−0.073
年齢	−0.103	0.769	0.208	0.230
10m 障害物歩行時間	−0.493	0.638	−0.020	−0.053
長座位体前屈	−0.008	−0.577	0.421	0.444
片脚立位時間	0.474	−0.491	−0.361	−0.319
体重	0.337	0.094	0.861	−0.258
上体起こし回数	0.404	−0.072	−0.040	0.791
寄与率	33.25 %	19.59 %	15.66 %	11.15 %

§8.8 主成分分析の性質——シミュレーション

　変数の相関係数を任意の値で定め，主成分負荷量がどのように変化するか確認してみた．$p=10$（変数名 V1～V10），$n=1{,}000$ として相関行列表を操作して主成分分析を行い，X 軸に第 1 主成分，Y 軸に第 2 主成分とした散布図を図 8.26 に掲載した．

●すべての変数の相関が高いとき

　すべての変数の相関が高い（すべて $r=0.9$）ときは，図 8.26a のように第 1 主成分（X 軸方向）は全変数が高い値を示し，第 2 主成分（Y 軸方向）はほとんど散らばらない．このような状態では第 1 主成分の寄与率が 91.18 % と高く，無理に第 2 主成分を解釈する必要はない．

●すべての変数の相関が低いとき

　すべての変数の相関が低いときは，図 8.26b のように第 1 主成分は 0.5 程度の中程度の値を示し，第 2 主成分もほぼ ± 0.5 以内に収まっている．寄与率も 19.58 %，10.43 % と低いので解釈は面倒になる．± 0.2～0.3 程度の係数値で，とくに n が小さいときは変動が大きくなるので注意が必要である．

●一部の変数の相関が低いとき

　図 8.26c は V1 と V2 という変数の相関が 0.35 で，他はすべて 0.7 というデータである．第 1 主成分はいずれも大きな値を示すが，第 2 主成分では V1，V2 が正負方向に大きく散らばっている．主成分分析は，他と異なる傾向を示す変数の発見にも非常に役立つ手法である．

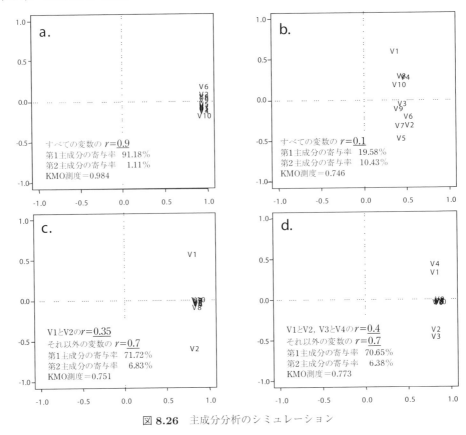

図 8.26 主成分分析のシミュレーション

同様に図 8.26d は V1 と V2, V3 と V4 の相関が 0.4 で, 他はすべて 0.7 というデータである. これも c. に似た傾向を示しているが, 第 2 主成分の係数は全体的に小さくなっている.

上記いずれの場合も, KMO 測度は 0.7 以上を満たしていたが, n を小さくして同様のシミュレーションをしてみると, とくに相関係数が低いときは値が 0.5 未満となった. p に対する n の大きさの評価としては KMO 測度は参考となるであろう.

9 因子分析のしくみ

> **★手法の概要**
> - 似通った変数どうしをなるべく統合し，異なる変数群どうしは分ける手法．
> - 量的な従属（または独立）変数が複数．

§9.1 因子分析とは

因子分析 factor analysis とは，多数の変数を対象に，似通った変数どうしをなるべく統合し，異なる変数群どうしは分ける手法である．

因子分析には，

1. 似通った変数どうしをなるべく統合し，異なる変数群どうしは分ける．
2. 後に続く多変量解析の手法のために，変数間の相互関係を観察する．

といった目的がある．

因子分析は主成分分析と同様に，多変数の相関関係から相互関係を探る手法である．また，主成分分析と同様に多くの変数を解析対象とする際の複雑な変数関係を簡略化し，他の多変量解析を行う前の事前知識を得る手段としても有益であろう．

因子分析は，見た目では主成分分析と非常に類似している．たしかに根本的な計算理論は異なる

ものではないが，モデル構築の方法は異なる．したがって，解析の目的によって使い分ける必要はある．因子分析の計算理論を理解するのはけっこう面倒なので，理論よりも正しい使い分けさえ押さえておけば十分である．

念のため，以降で簡単な理論の説明をする．理論はあまり知りたくないと考えているなら，飛ばしてもらっても手法の理解にはさしつかえない．

体重，身長，握力，背筋力という変数があるとする．**主成分分析**では，これら変数を総合的にまとめて共通の概念を探ろうとする手法であった．つまり，

$$（概念）= b_1 \times 体重 + b_2 \times 身長 + b_3 \times 握力 + b_4 \times 背筋力 \tag{9.1}$$

という式を考えた．(9.1) 式で b_1, b_2 の係数値が大きく，b_3, b_4 の係数値が小さければ，この式の（概念）は "**体格**" と解釈できるだろう．

因子分析では，この式が逆転する．まず理論的な式を述べると，

$$体重 = b_{11} \times f_1 + b_{12} \times f_2 + \cdots + \varepsilon_1$$
$$身長 = b_{21} \times f_1 + b_{22} \times f_2 + \cdots + \varepsilon_2$$
$$握力 = b_{31} \times f_1 + b_{32} \times f_2 + \cdots + \varepsilon_3$$
$$背筋力 = b_{41} \times f_1 + b_{42} \times f_2 + \cdots + \varepsilon_4$$

となる．

$b_1, b_2, \cdots$ は係数で**因子負荷量 factor loading**（因子負荷ともいう）と呼ばれ，$f_1, f_2, \cdots$ は**共通因子 common factor** と呼ばれる．$\varepsilon_1, \varepsilon_2, \cdots$ は**独自因子 unique factor** である[†1]．共通因子 $f_1, f_2, \cdots$ は構成概念であり，この意味づけをして変数をグループ分けするのが主成分分析と異なった因子分析の特徴である．

たとえば，体重と身長の共通因子 f_1 にかかる因子負荷量 b_1 が大きく，共通因子 f_2 にかかる因子負荷量 b_2 が小さいとして，握力と背筋力の共通因子 f_2 にかかる因子負荷量 b_2 が大きく，共通因子 f_1 にかかる因子負荷量 b_1 が小さいとき，図 9.1 のように表せる．

f_1 は体重と身長の影響が大きい概念として "**体格**" と解釈でき，f_2 は握力と背筋力の影響が大きい概念として "**筋力**" と考える．こうした概念を求めるために因子分析が用いられる．

[†1] 独自因子は，さらに特殊因子 specific factor と誤差因子 error factor に分けられる．すなわち，独自因子＝特殊因子＋誤差因子である．

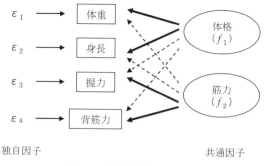

図 9.1 因子分析の模式図

　因子分析は主成分分析と異なり，各式の体重，身長，握力，背筋力といった，いわば従属変数 y が実測した変数であり，右辺の式にある $f_1(=$ 体格$), f_2(=$ 筋力$), \cdots$ といった，いわば独立変数 x が構成概念（実測できない計算によって求めた共通因子）となっている．この，共通因子は解析する前から決まっているのではなく，計算によって推定された結果に，解析者が意味づけするものである．

　いま，観測変数 $z_1, z_2, \cdots, z_p$ があるとして，

$$z_1 = b_{11} \times f_1 + b_{12} \times f_2 + \cdots + b_{1m} \times f_m + \varepsilon_1$$
$$z_2 = b_{21} \times f_1 + b_{22} \times f_2 + \cdots + b_{2m} \times f_m + \varepsilon_2$$
$$\vdots \qquad\qquad \vdots$$
$$z_p = b_{p1} \times f_1 + b_{p2} \times f_2 + \cdots + b_{pm} \times f_m + \varepsilon_p$$

と考える．共通因子は m 個存在すると仮定する．この式で，

- $z_1, z_2, \cdots, z_p$ は，正規分布に従う平均 0，分散 1 の標準化データ
- $f_1, f_2, \cdots, f_m$ は正規分布に従う平均 0，分散 1 の標準化データ
- $\varepsilon_1, \varepsilon_2, \cdots, \varepsilon_p$ は平均 0，分散 $d_1{}^2, d_2{}^2, \cdots, d_p{}^2$ に従う
- 独自因子 $\varepsilon_1, \varepsilon_2, \cdots, \varepsilon_p$ と共通因子 $f_1, f_2, \cdots, f_m$ の間，独自因子どうし，共通因子どうしは互いに無相関（直交因子という）

とする．これらの条件を考慮すると，$z_1, z_2, \cdots, z_p$ の相関行列 R（分散共分散行列）は，

$$R = AA' + D \tag{9.2}$$

（A：因子負荷行列，A'：A の転置行列 [†2]，D：対角要素が $d_1{}^2, d_2{}^2, \cdots, d_p{}^2$ の対角行列）

となる．AA' は共通因子の分散であり，**共通性 communality** と呼ばれる．この式をもとに，因子負荷量や独自因子の分散を求める．

あとは固有値問題を解いて，固有値と固有ベクトルを求めるという主成分分析と同様の計算を行う．これ以上の詳細な解説は他の専門書を参考とされたい．

さて，(9.2) 式では R は変数から算出可能だが，D は不明で A も求められない[†3]．そのために**共通性の推定**を行う．共通性の推定方法には重相関係数の 2 乗値 squared multiple correlation coefficient (SMC) などがある．これらの方法で共通性を求めるのだが，これはあくまで推定なので，固有値・固有ベクトルから 1 回では決定できない．$R - D$ から AA' を求めた後に，今度は AA' から $R - D$ を求めるという，共通性と因子負荷行列の整合性を確かめる作業を反復推定し，両者が十分に近くなれば計算終了する．

因子分析では共通性が 1 を越えることはない．つまり独自性が負になるとはない．しかし現実には，まれに 1 を超えてしまうことがある．これは**ヘイウッドケース Heywood case**，または**不適解 improper solution** と呼ばれる．

因子分析は，以上のようにして計算するのだが，これが理解できないと解析できないというものではない．SPSS を用いれば，簡単に結果は出力される．

●実践のポイント●

- 因子分析で共通性が 1 を越えるときは，ヘイウッドケースを疑う．

§9.2 ●因子分析の手順

因子分析の手順の概略は，図 9.2 のようになる．主成分分析と似ているが，やや複雑である．

詳細に解析するとなると，けっこう面倒である．因子負荷量（初期解）の推定や因子の回転には，さまざまな意見があり，どれが絶対的に良いという指標はない．以降では，多くに推奨されている方法を中心に解説する．

[†2] 転置行列とは行と列を入れかえた行列のことである．
[†3] 主成分分析では D がなく，共通性は 1 に固定している．したがって共通性を推定する必要はない．

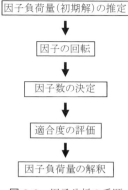

図 9.2 因子分析の手順

§9.3 ●因子負荷量（初期解）の推定

　因子分析では，まず共通性の推定として因子負荷量を推定して初期解を求める．初期解は因子分析の過程で必要であるが，極端にいえば結果を解釈するうえでは知らなくてもよい．重要なのはどの手法を選ぶかということである．

　推定手法には以下のようなものがある．

■ 重み付けのない最小2乗法 unweighted least squares method

　もとのデータと因子分析のモデルから算出される共分散行列の間の差を最小にするように計算する．共通性の初期推定は SMC を使用する．正規分布を仮定しない特徴がある．

■ 重み付き最小2乗法 weighted least squares method

　SPSS では一般化した最小2乗法 generalized least square method（GLS）となっている．最小2乗法に重み付けし，データの単位に影響されないように行う．重み付けのない最小2乗法より発展的であり，推奨する方法である．

■ 最尤法 maximum likelihood method(ML)

　最尤法は，尤度が最大になるように計算する．データの多変量正規分布を仮定する手法である．共通性の初期推定には SMC を使用している．最も推奨される方法といわれる．

　最尤法は，モデルの χ^2 適合度検定も行える．χ^2 適合度検定は因子数を決定する指標として活用できる．これは有意であった場合に適合していないことを示す．しかし，この χ^2 適合度検定は n が大きいときは有意となる傾向があるゆえに，使用しないほうがよいといわれる．n が大きくないと

き（たとえば $n<100$）だけ χ^2 適合度検定を重視し，n が，かなり大きいときは別の適合度指標，たとえば BIC のほうがよいとされている．BIC は小さいほどよい．

■ 主因子法 principal factor method

単純で古典的な手法である．SPSS では最小 2 乗法が選べるので，そちらを優先すればよいことになるし，主因子法はあまり使用することはない．しかしヘイウッドケースが生じにくいといわれる[†4]ので，他の方法でエラーが起こるようであれば試してもよい．

● どれが良い手法か

重み付き最小 2 乗法と最尤法が推奨される．どちらかというと最尤法を推奨する意見が多いようである．しかし，最尤法では収束反復計算しても最小値が求まらず，エラーを起こすこともある．そのため，**重み付き最小 2 乗法が妥当**と考える．もちろん問題がなければ最尤法でもよい．

上述した以外の方法として，アルファ因子法は因子の信頼性（α 係数）を最大にするようにして求めるものである．イメージ因子法は Guttman によるイメージ理論をもとにしたものであるが，心理学分野以外であればあまり使う機会はない．

●実践のポイント●

- 因子負荷の推定は，重み付き最小 2 乗法を推奨する．次に推奨するのは最尤法である．
- ヘイウッドケースが起こる場合は，主因子法などの他の方法を試す．

---

§9.4 ● 因子の回転

初期解が求まれば，その因子負荷量に対して**因子の回転 rotation of factor loadings** を行う．

因子分析では，第 1 因子，第 2 因子，……ごとの因子負荷量が出力される．各因子ごとに因子負荷量の大きな変数（一般的に 0.4 以上を示す変数）をまとめ，因子ごとに意味づけをしていく．

A, B, C, D の 4 変数を対象に解析することを考えよう．第 1 因子には A, B の因子負荷量が大きく C, D の因子負荷量は小さく（0 に近い値），第 2 因子は A, B の因子負荷量が小さく C, D の因子負荷量は大きく，といった数値のメリハリがついているほうが因子の解釈はしやすい（これを**単純構造 simple structure** という）．因子の回転は，こうした単純構造を得るために因子軸の回

[†4] だからといって，主因子法が妥当な方法というわけではない．

転を行う手法である．

◎ 9.4.1　直交回転

　直交（因子）回転 orthogonal factor rotation は，回転後の因子軸が直交[†5]する．イメージとしては図 9.3 のようになる．図 9.3 は，3 つの変数（白・黒・灰色の点）に対して因子分析を行った結果の第 1 因子負荷量と第 2 因子負荷量を x-y グラフで表したものである．回転前には因子の意味づけが難しいが，x-y 軸を回転させることにより，なるべく変数の因子負荷量が x-y 軸上に配置するように（因子ごとの区別がつきやすいように）変換する．これによって因子の解釈が容易となる．

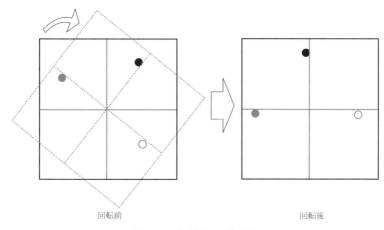

図 9.3　直交回転の模式図

　直交回転の代表的なものとしては**バリマックス法 varimax method**，**クォーティマックス法 quartimax method**，**エカマックス法 equmax method** がある．

このうちではバリマックス法が最もよく用いられている．

◎ 9.4.2　斜交回転

　斜交（因子）回転 oblique factor rotation は，直交回転とは異なり，**因子間に相関があると考えて回転する方法**である．したがって，2 つの因子を散布図にした x-y 軸が直交するとはかぎらない．つまり，因子軸の角度は 90 度に決まっていない（図 9.4）．これは因子軸が高い負荷の変数の中心を通過するように回転を行っているためである．

[†5] 各因子間の相関は 0 と考える．

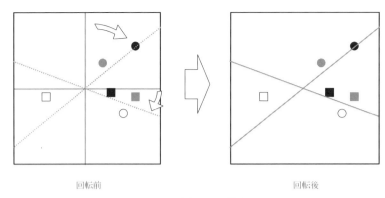

図 9.4 斜交回転の模式図

斜交回転には，プロマックス法 promax method や直接オブリミン法 direct oblimin method がある．プロマックス法は，直交回転後の因子負荷行列から計算開始する．

通常，因子間の相関が 0 であると仮定する直交回転よりも，因子間に多少なりとも相関があると考える斜交回転のほうが実情に合う．単純構造を追求すれば斜交回転になるといわれ，近年では**斜交回転が優先される**傾向にある．

斜交回転ではプロマックス法がよく使われているようであるが，直接オブリミン法，プロマックス法，いずれの方法を選んでもよい．純粋な斜交回転であれば**直接オブリミン法**のほうが適切と考える．ただし，この推奨に理論的根拠はない．

●実践のポイント●

- 因子の回転は直交回転よりも，斜交回転を優先させる．
- 斜交回転は直接オブリミン法が適切であろう．

♠ 補足 ♠6 因子の回転

因子分析では，因子の回転を行うのが一般的である．逆に主成分分析では因子の回転を行うことはない．因子分析は複数の因子をなるべく分けようとする考えなので，因子の回転を行って区別しやすいように変更する．主成分分析では，各主成分が統合されるような考え方なので，因子の回転はこれに反することになる．

§9.5 ●因子分析により得られる情報

上述の手順を経過すれば，因子負荷量などの結果が算出される．因子分析は主成分分析と同様に，変数の有意性は確認しない．

その代わりといっては何だが，解析の途中でさまざまな手法を選んで決定する必要がある．いろいろと細かいことを考えると，最も複雑な手法といえよう．考えようによっては本書で紹介する方法より，適切な方法があるかもしれない．絶対に正しい方法がないというのもこの手法の特徴である．

ここでは，因子分析によって出力される情報に関する解説を行う．

◎ 9.5.1 共通性

共通性は，主成分分析のものと同様である．

主成分分析では初期の共通性がすべての変数で 1 となるが，因子分析では 0 ≦ 共通性 ≦ 1 となる．初期解の共通性は任意の変数と他の変数との関連度を意味する．

因子抽出後の共通性は，変数ごとに得られた複数の因子負荷量の 2 乗和に相当する．

◎ 9.5.2 固有値

これは主成分分析と同様，因子ごとに出力される．固有値の大きい因子ほど説明力が強く，多くのデータのバラツキ（分散）をカバーしていることになる．この固有値の大きさをもとに因子数を決定する．

第 1 因子の固有値 λ_1，第 2 因子の λ_2，第 3 因子の λ_3，$\cdots$，λ_p としたとき，$\lambda_1 > \lambda_2 > \lambda_3 > \cdots > \lambda_p$ の関係がある [⇒ 図 7.3（p.140）も参照]．

固有値を利用して算出される**寄与率**は，第 i 因子の固有値 ÷ 全因子の固有値合計 × 100 で計算する．各因子に応じて第 1 因子の寄与率，第 2 因子の寄与率と呼び，各成分の寄与率の総和を**累積寄与率**という．

因子数を決定するときに，固有値が 1 以上の因子を採用する方法は，**カイザーガットマン基準 Kaiser-Guttman rule** と呼ばれる．

スクリープロット基準は（図 9.5），固有値のグラフを出力し，**固有値の低下が穏やかになる手前までの因子**（図 9.5 中黒矢印部分）を抽出する方法である．しかし，この例でもわかるとおり，どこを"急激に落ちる"点とするかは主観的になるので，判断が難しいときもある．

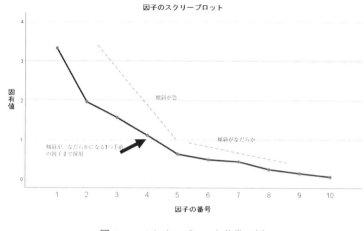

図 9.5　スクリープロット基準の例

◎ 9.5.3　因子の数の決め方

上述してきた基準は以下の通りである．

- カイザーガットマン基準
- スクリープロット基準

じつはこの他にも，最小偏相関平均 minimum average partial（MAP）や対角 SMC の固有値 0 以上基準などの指標が提案されている．しかし SPSS を通常に使用するかぎりでは求められないから，上述の基準を利用するのが実情である．さしあたりカイザーガットマン基準を優先させ，他の基準も参考とするのがよい．

さらに主成分分析と同様に，累積寄与率が 80 % となるまでの因子を採用する，という慣例的な手法もあるようだが，理論的根拠はない．

《知識》13　SPSS のデフォルトでは固有値が 1 以上までの因子（カイザーガットマン基準）で決定している．因子数の決め方がよくわからないというときは，これに任せればよい．

●実践のポイント●

- 因子数の決定には，固有値が 1 以上の因子を採用するカイザーガットマン基準と，固有値

の変化量を目安とするスクリープロット基準がある．
- 両者が一致するようであれば問題ないが，一致しないときはカイザーガットマン基準を優先させる．

◎ 9.5.4　因子負荷量

因子負荷量 factor loading は，各因子と変数との相関係数を意味する．これは各因子ごとに出力されて ±1 以下の値をとる係数[6] である．

因子分析では因子回転を行った場合，因子回転前の因子負荷量と因子回転後の因子負荷量の2種類が出力される．**因子回転後の因子負荷量を因子意味づけの判断基準とする**．

どれくらいの因子負荷量の大きさであればよいといった客観的基準はないが，相関係数と似た判断基準なので**望ましくは 0.7 以上，最低でも 0.4 以上**であれば，その因子に属すると考える（図 9.6）．

	因子			
	1	2	3	4
体脂肪量（％）	-.894	.269		
性別	.751	.337		
身長（cm）	.664	.659	-.351	.020
体重（kg）	-.107	.960	.070	.076
10m障害物歩行時間（秒）	-.083	-.123	.691	-.182
年齢	.190	.103	.671	-.054
片脚立位時間（秒）	.251	-.022	-.573	.053
長座位体前屈（cm）	-.294	.135	-.376	.019
握力（kg）	.473	.415	-.319	.596
上体起こし回数（回）	.135	-.019	-.120	.504

（注記: ここの因子負荷量は大きいので第1因子に属する．この因子負荷量は，第2因子の方が大きいので，第2因子に属すると考える．第1因子は0.473で，第4因子は0.596だから，値の大きい方に属する．しかし，第1因子に対しても低いながら影響力はあると考えてよい．）

図 9.6 因子負荷量の解読例

---

[6] まれに ±1 以上となるときは，共通性の推定に問題が起きていると考える（p.168 参照）．

●実践のポイント●

- 因子負荷量は各因子と変数との相関係数を意味する．
- 因子回転後の因子負荷量を因子意味づけの判断基準とする．
- 因子負荷量は望ましくは 0.7 以上，最低でも 0.4 以上であれば，その因子に属すると考える．

9.5.5 因子得点

因子得点 factor score は，因子ごとの各対象の得点である．因子分析では主成分分析のように単純ではなく，回帰法やバートレット Bartlett 法，アンダーソン・ルビン Anderson-Rubin 法によって推定しなければならない．バートレット法は偏りは少ないが推定誤差が大きく，回帰法は偏りが大きいが推定誤差は小さいという一長一短があり，どの方法が優れているとはいえない．

§9.6 その他の情報量

9.6.1 KMO 測度

KMO 測度は，すべての独立変数間の偏相関係数の 2 乗和が相関係数の 2 乗和に比べて小さいとき，1 に近づく．偏相関係数が大きいということは独立変数間の関与が小さいことを意味する．

この判断基準に関しては表 7.2（p.143）を参照する．この値が 0.5 以上をクリアできていれば問題ない．

9.6.2 バートレットの球面性検定

バートレットの球面性検定は，帰無仮説 H_0:分散共分散行列は単位行列の定数倍に等しい，を検定している．有意なときは共分散が 0 ではないということで，独立変数間に相関があることを意味する．すなわち，有意なときは因子分析が適用できるということである．

●実践のポイント●

- KMO 測度は 0.5 以上となる必要がある．
- バートレットの球面性検定は有意であることが望ましい．

10 因子分析の実際

本章ではSPSSを使用した実践的な因子分析の手順を述べる．解析手順は，図10.1を参照して進めていく．

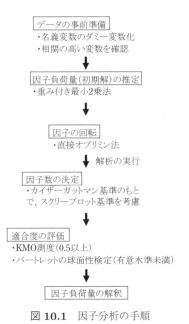

図 10.1　因子分析の手順

§10.1 事前準備

◎ 10.1.1 変数に名義尺度や順序尺度のデータがあるとき

■ 名義尺度のデータがあるとき

名義尺度のデータが混在するときは，ダミー変数に変換しておく［⇒ §4.3（p.57），シンタックスを用いるなら §8.2（p.146）］．

ダミー変数は，いままでの手法と同様に適用できないように思われるが，｛はい＝1，いいえ＝0｝のようなダミー変数があるとき，その平均 0.5 を中心に"はい""いいえ"がほぼ均等に分散していれば正規分布を仮定したときと特別異なるようなことは少ない．ということから，結果を解釈するうえでまったく見当違いの結論を得ることはないであろう．

因子分析は（主成分分析も同様だが）相関行列がもとになって計算される．ダミー変数が示す相関の意味を解釈しておく必要がある．

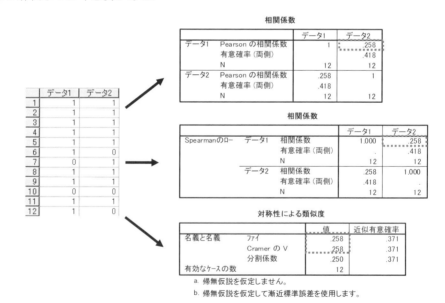

図 10.2　ダミー変数（0-1 型）における相関

図 10.2 は，図中の表に記述された"データ 1"と"データ 2"の相関係数として，上から順にピアソンの積率相関係数，スペアマンの順位相関係数，名義尺度データのための連関係数（ファイ係数，クラメールの連関係数）を述べている［⇒ §6.6（p.118）］．連関係数の有意確率は異なるが，係数はすべて同じである．このほかのダミー変数で試してみても，これらは一致する．つまり因子分析

が相関係数をもとにしている以上，ダミー変数を適用させることは絶対的な間違いではない[†1].

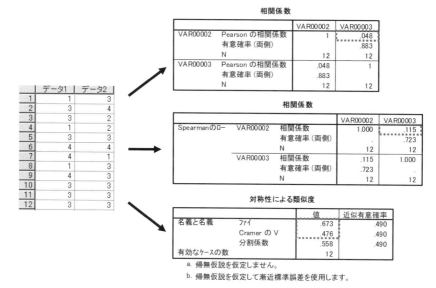

図 10.3 順序尺度データにおける相関

■ 順序尺度のデータがあるとき

順序尺度のデータを因子分析に適用するときは5段階以上で測定されたデータであればほぼ問題ない [5] といわれる[†2]．4段階以下の順序尺度データであれば，とくに以下のことも考慮する．

順序尺度のデータでは，図10.3に示す相関係数はバラバラの値になる．順序尺度のデータに適用できる相関係数はスペアマンの順位相関係数であるが，因子分析ではピアソンの積率相関係数をもとにしている．順序尺度のデータを同順位補正した順序データに変換すると，ピアソンの積率相関係数の計算でもスペアマンの順位相関係数と同等になる[†3]．

順序尺度のデータは必ずしも同順位補正すべきといえないが，試しに同順位補正してみて傾向が大きく変わる場合は，変更したほうがよいだろう．

[†1] 主成分分析にも当てはまることである．
[†2] 正規分布の仮定とは別のはなしである．
[†3] SPSS で算出されるスペアマンの順位相関係数は，順序尺度のデータを自動で同順位補正してピアソンの積率相関係数を求めている．

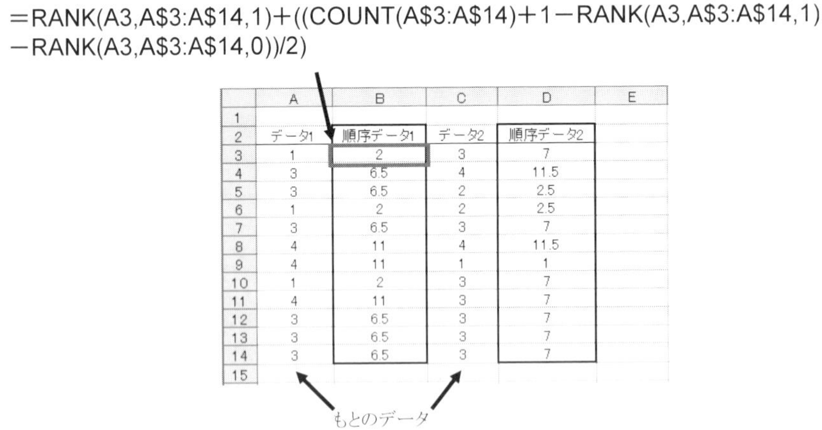

```
=RANK(A3,A$3:A$14,1)+((COUNT(A$3:A$14)+1-RANK(A3,A$3:A$14,1)
 -RANK(A3,A$3:A$14,0))/2)
```

	A	B	C	D	E
1					
2	データ1	順序データ1	データ2	順序データ2	
3	1	2	3	7	
4	3	6.5	4	11.5	
5	3	6.5	2	2.5	
6	1	2	2	2.5	
7	3	6.5	3	7	
8	4	11	4	11.5	
9	4	11	1	1	
10	1	2	3	7	
11	4	11	3	7	
12	3	6.5	3	7	
13	3	6.5	3	7	
14	3	6.5	3	7	
15					

もとのデータ

図 10.4　Excel による順序データ（同順位）への変換

●参考：Excel による同順位補正した順序データの変換

　表計算ソフト Excel を用いて，順序尺度のデータを同順位補正した順序データに変換する方法を述べる．まず，SPSS 上で変換したいデータをコピーし，Excel にペーストする．

　Excel で順序データに変換する関数は "=RANK" だが，そのままでは同順位補正できない．そこで，

```
=RANK(先頭のデータ,データの範囲,1)+((COUNT(データの範囲)+1
  -RANK(最後のデータ,データの範囲,1)-RANK(最後のデータ,データの範囲,0))/2)
```

と入力して，同順位補正する．**先頭のデータ，最後のデータ**は1つの定まったセルのデータのことであり，**範囲**はデータの先頭から最後までの範囲である．その他の数字は気にせずに入力する．

　たとえばセル A3 から A14 までの範囲に入力されたデータ（図 10.4）を対象として，A3 についての順位を求める場合は，セル B3 に，

```
=RANK(A3,A$3:A$14,1)+((COUNT(A$3:A$14)+1-RANK(A3,A$3:A$14,1)
 -RANK(A3,A$3:A$14,0))/2)
```

と入力する．あとは B3 のセルをコピーして B4 以降に貼りつける（ダウンロードデータ**同順位補正したデータの作り方.xls** を参照）．同順位補正された順序データができあがったら，それをコピーして SPSS に貼りつける．

　ためしに同順位補正したデータを対象として相関係数を求めると，図 10.4 の例では，ピアソンの

相関係数とスペアマンの順位相関係数は同じ値に算出される（図 10.5）[†4]．

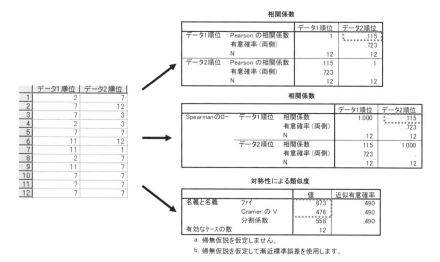

図 10.5　順序データ（同順位）における相関

●実践のポイント●

- 同順位補正したデータへの変換は，一般的には行われないようである．
- 4段階または3段階以下の順序尺度データが多く存在するときは考慮してもよいだろう．

◎　10.1.2　相関係数の観察

　因子分析は主成分分析と同様に，相関係数をもとに解析しているので，事前に相関行列を確認する［⇒ §4.4（p.70）］．

　きわめて相関の高い変数どうしは因子分析の結果に大きく影響する可能性があるので注意しておき，結果の解釈が難しいときや1つの因子に変数が集中しすぎるときは，一方を除外して再解析してみる．また，どの変数とも相関が低くて解析上は意味をなさないようなデータに関しても同様に，結果の解釈が難しいときは除外してみてもよい．

　ただし，都合が悪い変数だから除外するなどの，意図的操作は行ってはならない．なぜ除外する

[†4] ファイ係数は異なっているが，因子分析では連関係数を用いないので問題ない．

のか，根拠をもっておかなければならない．

◎ 10.1.3 変数変換

分布の歪みが著しいなら変数変換［⇒ 4.1.5 項（p.62）］を行ってみる価値はあろうが，あまり勧めない．

◎ 10.1.4 標本の大きさと独立変数の数

標本の大きさと変数の数については，特別な決まりはない．重回帰分析の指標を参考にすればよいだろう［⇒ 4.1.3 項（p.61）］．

繁桝 [5] では，経験的に $n > 100$ 程度が望ましいと述べているが，条件によって変化するので十分とはいえないとも補足している．

§10.2 解析を進めるうえでの留意点

上述してきた事項に注意すれば，特別気をつけるべき事項はない．相関行列表や散布図行列を観察する手順は省略しないほうがよい．

§10.3 SPSS による事前準備の手順

・使用するデータ：体力データ.sav

> **解析の目的：** このデータは，第 8 章で用いたデータと同じもので，66 名の一般市民を対象に体格に関する項目と体力に関する項目を測定したデータである［⇒ §8.4（p.151）］．
> 　因子分析によって，これらの変数群は何を測っていることがわかるか．つまり，どの変数どうしが統合され，どの変数どうしが分けられるかを解析する．

♠ 補足 ♠7　因子分析の注意点

　因子分析と主成分分析は本質的には異なる手法である．試験的に同じデータに対して適用することはかまわないが，レポートや論文に両者の結果を同時に載せたり，両者の考察を併合するなどはあり得ない．ここではあくまで例として，同じデータに因子分析と主成分分析を行っている．
　ところで，因子分析は変数に潜む構成概念を探索するものである．本章の例の体力データは年齢，性別，身長，……という明確な基準に従って具体的なものを測定しているデータである．こうしたデータは，通常，構成概念を探索するというよりも，そのままの測定値を参照することが多い．
　こうしたことから，どちらかというと心理テストなどのような構成概念を評価した，具体的な意味づけの難しい変数の共通性を探る目的で解析するほうが威力を発揮する．
　本書では，以上の点を留意したうえで，解説していることを気に留めておいてほしい．

◎　**10.3.1　名義尺度，順序尺度のデータは存在しないか？**

　体力データ.sav では性別のみが名義尺度のデータで，その他は比率尺度となる．
　性別は {女 = 0，男 = 1} のダミー変数であるので，ダミー変数の加工 [⇒ 4.1.1 項（p.57）] は行わなくてもよい．女：男の頻度が 4：1 といった偏りは影響する可能性がある．

◎　**10.3.2　正規分布から極端に逸脱した変数はないか？**

　性別以外については正規分布に従うかを確認する．§8.5（p.154）にてすでにシャピロ・ウイルク検定 [⇒ 図 8.7（p.152）] を利用して，結果を求めていた．
　因子分析では正規分布に従う変数が対象となることを前提としている．しかし，現実に扱うデータは正規分布に従うものばかりではない．そこで正規分布から逸脱したデータは，注意するに止め，解析結果で著しく異常な傾向を示すときは加工するなどの対策をする．
　データの様相を明確にするために，シャピロ・ウイルク検定だけではなくヒストグラムも観察しておく．この点については主成分分析と共通する事項であるため，§8.4（p.151）を参照する．
　正規分布から逸脱した変数は他と異なった傾向を示すおそれがあり，単独の変数で構成される因子が存在するときには適用を再考しなければならない．

§10.4　SPSS による因子分析

1　図 10.6 で①［分析（A）］－②［データの分解（D）］－③［因子分析（F）］の順にクリックする．
2　図 10.7 で左の変数ボックスからすべての変数を ▶ で移動（①）．
3　② 因子抽出(E) ボタンをクリックする．

184　第10章　因子分析の実際

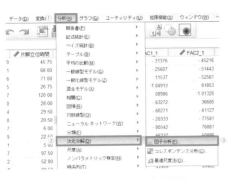

図 10.6　メニューから手法を選ぶ

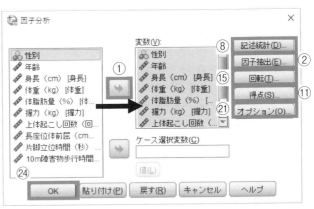

図 10.7　最初のダイアログボックス

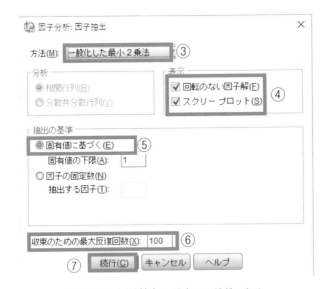

図 10.8　因子抽出のダイアログボックス

4　図 10.8 で，③［方法(M)］から ▼ をクリックして，［一般化した最小 2 乗法］を選ぶ［⇒ §9.3 (p.169)］．④の［回転のない因子解(F)］と［スクリープロット(S)］にチェックを入れる．⑤で［最小の固有値(E)］にチェックの入っていることを確認する．⑥で［収束のための最大反復回数(X)］を "100" と入力する．この "100" は反復推定の計算がデフォルト値の回数（25 回）以内で終了できない可能性を危惧した設定である．パソコンの性能に余裕があれば 100 より大きい値に設定してもかまわない．その後，⑦ 続行 をクリック．

5　図 10.7 に戻って，⑧ 記述統計(D) をクリック．

§10.4 SPSS による因子分析

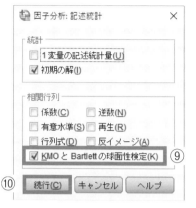

図 **10.9** 記述統計のダイアログ

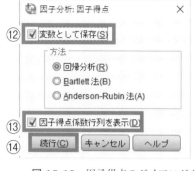

図 **10.10** 因子得点のダイアログボックス

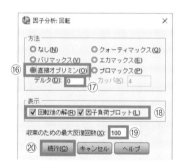

図 **10.11** 回転のダイアログボックス

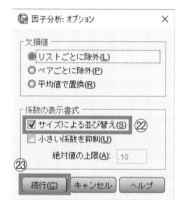

図 **10.12** オプションのダイアログボックス

6　［因子分析：記述統計］のダイアログボックスで，［KMO と Bartlett の球面性検定（K）］にチェックを入れる（⑨）．相関行列も出力したければ，［相関行列］の［係数］などのチェックを入れる．その後，⑩ 続行 をクリック．

7　図 10.7 に戻り，⑪ 得点（S） をクリックする．

8　［因子分析：因子得点］（図 10.10）で⑫［変数として保存（S）］，⑬［因子得点係数行列を表示（D）］にチェックを入れる．その後，⑭ 続行 をクリック．

9　図 10.7 で，⑮ 回転（T） をクリックする．

10　図 10.11 で，⑯［直接オブリミン（O）］にチェックし，［デルタ（D）］が［0］であることを確認する（⑰）．

　　［回転後の解（R）］と［因子負荷プロット（L）］にチェック（⑱）．［収束のための最大反復回数（X）］を

186   第10章　因子分析の実際

"100" と入力する（⑲）．そして，⑳ 続行 をクリック．

11 再び図10.7に戻るので，㉑ オプション(O) をクリックする．
12 図10.12で，㉒［サイズによる並び替え(S)］にチェック後，㉓ 続行 をクリック．
13 図10.7に戻り，㉔ OK をクリックで終了．

§10.5 ● 因子分析の結果の評価

KMO および Bartlett の検定

Kaiser-Meyer-Olkin の標本妥当性の測度		.584	①
Bartlett の球面性検定	近似カイ2乗	345.136	
	自由度	45	
	有意確率	.000	②

図 10.13　KMO測度とバートレットの検定結果

1 図10.13に挙げた因子分析の妥当性を評価する．
この結果は，主成分分析で行った結果と同一となる．［Kaiser-Meyer-Olkin の標本妥当性の測度］の値は0.584で（①）0.5以上のため，妥当であると判断できる．
また，［Bartlett の球面性検定］の有意確率が $p < 0.01$ なので，有意に単位行列とは異なるゆえに因子分析を行う価値がある，となる．

2 図10.14で，［因子抽出後］の値は後に述べる因子行列の各因子負荷量の2乗和となっている．

共通性[a]

	初期	因子抽出後
性別	.792	.895
年齢	.438	.587
身長（cm）	.847	.999
体重（kg）	.839	.948
体脂肪量（%）	.854	.925
握力（kg）	.718	.853
上体起こし回数（回）	.272	.368
長座位体前屈（cm）	.295	.397
片脚立位時間（秒）	.380	.435
10m障害物歩行時間（秒）	.469	.579

因子抽出法：一般化された最小行列
a. 反復中に1つまたは複数の1よりも大きい共通性推定値がありました．得られる解の解釈は慎重に行ってください．

図 10.14　共通性の結果

共通性の値が 0 に近い変数は，とり除いたほうがよいといわれる．この例では存在しない．

説明された分散の合計

因子	初期の固有値			抽出後の負荷量平方和			回転後の負荷量平方和[a]
	合計	分散の %	累積 %	合計	分散の %	累積 %	合計
1	3.325	33.252	33.252	2.735	27.354	27.354	2.711
2	1.959	19.587	52.839	1.530	15.296	42.650	1.460
3	1.566	15.661	68.500	1.311	13.108	55.758	1.619
4	1.115	11.148	79.649	.988	9.885	65.643	2.032
5	.639	6.386	86.035				
6	.500	4.996	91.031				
7	.446	4.457	95.488				
8	.246	2.455	97.943				
9	.147	1.467	99.410				
10	.059	.590	100.000				

因子抽出法：一般化された最小行列
a. 因子が相関する場合は，負荷量平方和を加算しても総分散を得ることはできません．

（回転前の固有値（因子寄与），回転後の固有値（因子寄与），回転前の因子寄与率）

図 **10.15**　固有値の結果

3　図 10.15 は，各因子の固有値を出力している（線囲み部分）．因子（行数）は第 10 成分まで記述されているが，因子数の決定はカイザーガットマン基準により固有値が 1 以上の成分まで，つまり第 4 因子までの解釈に止める．

各因子の寄与率（分散の％）をみると，第 1 因子で 33.252 ％，第 2 因子で 19.587 ％，……，という重要度がわかる．

4　スクリープロットは，図 10.16 の通りである．スクリープロット基準から考えると，**固有値の低下が緩やかになる手前までの因子を採用する**（図中の矢印）．ここでは第 4 因子までを

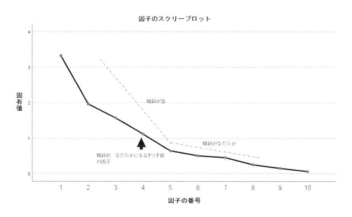

図 **10.16**　スクリープロット

採用する．これは，カイザーガットマン基準と一致した．仮に両者が一致しなかったときは，カイザーガットマン基準を優先させたほうがよいだろう．

5 図10.17が，因子分析で最も必要な情報である．これらの係数値は各因子との関連度を表す．[因子行列]の表は初期解（回転前）の因子負荷量，[パターン行列]の表は回転後の因子負荷量である．解釈を容易にするために因子の回転を行ったわけであるから，通常は回転後の[パターン行列]表で判断する．

主成分分析と同様に，係数がどれくらいであればその因子に関与しているかといった明確な基準はない．一般には相関係数と同じように考えて，次のように判断する．

因子行列^a ← 初期解（回転前）の因子負荷量

	因子1	因子2	因子3	因子4
身長（cm）	.999	.000	-.008	-.004
握力（kg）	.715	-.121	.235	.520
性別	.658	-.283	.612	.037
体脂肪量（％）	-.457	.826	-.166	.019
体重（kg）	.541	.768	.244	.036
年齢	-.040	.026	.571	-.415
片脚立位時間（秒）	.353	-.249	-.381	.252
長座位体前屈（cm）	.024	.252	-.332	.268
10m障害物歩行時間（秒）	-.381	.060	.419	-.456
上体起こし回数（回）	.133	-.180	.194	.447

因子抽出法：一般化された最小2乗
a. 4個の因子が抽出されました．10回の反復が必要です．

パターン行列^a ← 回転後の因子負荷量

	因子1	因子2	因子3	因子4
身長（cm）	.984	.037	-.171	-.010
性別	.546	-.108	.422	.472
体重（kg）	.542	.823	.103	.066
体脂肪量（％）	-.384	.747	-.089	-.221
年齢	.110	.040	.701	-.020
10m障害物歩行時間（秒）	-.188	.017	.640	-.160
片脚立位時間（秒）	.243	-.243	-.508	.027
長座位体前屈（cm）	-.057	.241	-.423	-.007
握力（kg）	.413	.093	-.142	.648
上体起こし回数（回）	-.123	-.015	-.048	.565

因子抽出法：一般化された最小2乗
回転法：Kaiserの正規化を伴うオブリミン法
a. 7回の反復で回転が収束しました．

図 **10.17** 因子負荷量の結果

① **0.4 以上の値を示す変数は関与し，0.2 以下のような小さい値は関与しない**．
② 複数の因子にまたがって係数値が 0.2 よりも大きい値を示している変数は，最も高い負荷量を示している因子に該当させる．
③ どの因子においても係数値が 0.2 以下を示している変数は，最も高い負荷量を示している因子に該当させるか，解析から除外する．

第 1 因子は**身長，性別**，第 2 因子は**体重**と**体脂肪量**，第 3 因子は**年齢，10m 障害物歩行時間，片脚立位時間，長座位体前屈**，第 4 因子は**握力，上体起こし回数**に分けられる．第 1 因子には**体重**と**握力**もいくらか関与している（0.4 以上）．**性別**は第 3・4 因子にも関与している．**体重**は第 1 因子よりも第 2 因子の係数が大きいため，大きい値の因子に該当させた．**握力，性別**に関しても同様である．ただし，**体重**は少なからずとも第 1 因子にも関与しているということを考慮して，因子を解釈しなければならない．

なお，図 10.17 の上表に付記されている反復推定は 10 回で終了し，下表では 7 回で終了している．仮に［100 回以上の反復が必要です］といった表示が現れるときは，図 10.8 の⑥，図 10.11 の⑲で，**100 よりも大きめの数値を再設定する必要がある**．

6 結果で出力される［**構造行列**］（ここには掲載していない）は因子得点を推定する時に使用する．因子得点を計算するために必要な因子得点係数行列は図 10.18 に出力される．

因子得点係数行列

	因子			
	1	2	3	4
性別	.098	-.056	.524	.411
年齢	.045	-.013	.265	-.094
身長（cm）	.926	-.190	-.481	-.618
体重（kg）	.041	.707	.351	.174
体脂肪量（%）	-.069	.471	-.258	-.229
握力（kg）	-.048	.077	-.302	.689
上体起こし回数（回）	-.010	.010	-.061	.138
長座位体前屈（cm）	-.020	.026	-.112	.038
片脚立位時間（秒）	-.020	-.013	-.123	.044
10m障害物歩行時間（秒）	.040	-.015	.237	-.129

因子抽出法: 一般化された最小2乗
回転法: Kaiser の正規化を伴うオブリミン法
因子得点の計算方法: 回帰法

図 10.18　因子得点係数行列の結果

7 因子得点は，手計算で求めなくてもデータに追加する形で出力される（図 10.19）．この値をもとに症例ごとの得点グラフを作り，検討することができる．しかし，因子分析の因子得点

は活用しないことのほうが多い．

@10m障害物歩行時間	FAC1_1	FAC2_1	FAC3_1	FAC4_1
9.05	-.53760	-.42046	-.50861	-.15725
11.05	-.91735	.28995	-.25727	.51391
10.10	.18208	.07694	-.75928	-.30167
12.60	-.60135	-.27998	.74005	-1.05478
10.40	-.11017	-.26501	-.92278	-.05377
11.55	-2.00547	-.84568	.41718	1.11791
9.35	-.94999	-1.05013	-.14454	-.19135
8.90	-.47788	.46939	-.61880	.01368
11.70	-.05101	.32741	.60669	-1.09789
10.60	-.77332	-1.72342	.28038	-.32806
10.10	-.30794	2.10859	.74779	-.69576
8.90	-.47521	-.35682	-.86667	-.09695
9.40	-.30232	-.26958	-.57185	-.24893
9.15	.41119	-.67864	-.85964	-.77884
9.30	.02321	.59668	-.09786	-.80986
9.40	2.43200	-.53236	.14450	.83136
8.80	-.63825	.88584	-.85643	.13303

図 **10.19** 因子得点の追加出力

因子相関行列

因子	1	2	3	4
1	1.000	-.048	-.032	.427
2	-.048	1.000	-.031	-.181
3	-.032	-.031	1.000	-.133
4	.427	-.181	-.133	1.000

因子抽出法: 一般化された最小2乗
回転法: Kaiser の正規化を伴うオブリミン法

図 **10.20** 因子相関行列の結果

8 図 10.20 は因子間の相関係数である．斜交回転では因子間の相関があると仮定して計算しているため，因子間の相関係数を求めることができる．この結果からは，第1因子と第4因子は中等度の相関があるとわかる[5]．

もし因子相関が $r > 0.9$ のように高い相関係数を示すようなときは，因子の意味が重複しているので，相関係数の高い変数どうしの一方を削除してから解析し直して，という作業をくり返す．

他は図 10.17 をグラフ化した[因子プロット]も出力される．第1〜第3因子までの結果を3次元グラフで出力している．このままでは理解できないため，図 8.23 以降（p.160）に従って，描き直せばよい．

---

[5] 因子間相関が正の場合は因子軸の角度は 90 度より小さく，負の場合には 90 度より大きい．

《知識》14 通常，初期解の結果は単純構造となっておらず解釈の面倒なことが多いので，回転後の因子負荷量だけを見て，論文などにも回転後の結果だけ表示する．もちろん初期解で妥当な解釈が可能であればそれでもよいが，通常は回転後の結果を優先して記載する．

♠ 補足 ♠8　パターン行列と構造行列

斜交回転では，パターン行列と構造行列の表が出力される．パターン行列が因子負荷量で，他の因子軸に平行に降ろしたときの値となっている．構造行列は，各変数から因子軸に垂直に線を降ろした値で，変数と因子との相関係数を表している [8]．したがって一般的には，パターン行列で解釈する．直交回転ではパターン行列と構造行列は同じなので回転後の解が1つしか出力されない．

♠ 補足 ♠9　因子の数

因子の数を決めるに当たって，カイザーガットマン基準やスクリープロット基準を挙げたが，この決め方についてはさまざまな意見がある．

まず，因子数が少なかったり（極端には1因子），逆に多すぎるときはデータの性質を見直す必要がある．基本的に，1因子しか出力されないということは全変数が単純すぎるということになり，因子分析を行うメリットはない．また，因子が多すぎて1つの因子に変数が1つしか該当しないといった結果になると，意味づけが煩雑になるなどの問題も出る．

カイザーガットマン基準は単純明快な客観的指標であるから，最も優先させるべきであるが，場合によって1変数しか該当しない因子が多発するときは，因子を減らすなどの作業もよいだろう．図10.8で⑤の下にある[**因子数(N)**]にチェックを入れて，"3"や"2"などの数値をいれると入力した数字分だけの因子が求まる．最初に出力された因子から1つずつ減らして，因子の意味づけを確認しながら行うようにする．

● 再解析の検討

上述のように因子分析を行って解析は終了となるが，以下のような事項を検討して再度解析することも必要である．

① **因子負荷量が小さい変数**

因子負荷量が0.2以下の変数で，因子の意味づけに不必要と考えられる変数であれば，その変数を除外して再度解析してみる．除外したほうが因子の解釈が容易となることもある．

② **因子が1つしか抽出されない**

変数の相関行列表を観察して，相関の高い変数の一方を除くなどして再解析してみる．初期解の推定方法を変えたり，斜交回転に限らず直交回転に変えたりしてみる．相関が高い組み合わせがあるわけでもないのに，どうやっても1因子しか抽出されないときはヘイウッドケースも疑う．

③ 解釈に面倒な因子や単独の変数からなる因子がある

解釈の面倒な因子が存在するときや単独の変数からなる因子が存在するときは，まずは主観でよいので重要性の低い変数を除いて再解析し，理解が平易となるようなら，その結果を提示してもよいだろう．

いずれも，なぜ再解析するに至ったか，変数の削除や初期解の推定方法または因子回転の変更を行った際は，その理由を明記する．因子分析は，必ずこうでなければならないという手順はないので，根拠を明示すれば問題はない．

§10.6 ● レポート・論文への記載

レポートや論文には，

- 変数のダミー変数化，変数変換を行った場合は，それに至った理由
- 各因子の固有値，因子寄与率と因子数を決めるに至った基準
- 因子負荷の推定に用いた手法
- 因子の回転（斜交回転の場合は因子相関行列も述べるようにする）
- 因子負荷量（表で提示する）
- KMO 測度とバートレットの球面性検定の結果

を記載する．なお，斜交回転では因子寄与率を必ず掲載しなければならないことはない．

今回の例では，

■■■■■■■■■□□□□□□□ 論文での記述例 □□□□□□□□■■■■■■■■

初期解の推定には一般化した最小 2 乗法を用いて，因子の回転として直接オブリミン法を用いた．因子数はカイザーガットマン基準とスクリープロット基準に従って決定した．両者とも，第 4 因子まで有効であることを示した．

回転後の因子負荷量は表 10.1 のとおりであった[6]．KMO 測度は 0.584 で，バートレットの球面性検定は $p < 0.01$ で有意に単位行列とは異なり，因子分析を適用させることの妥当性が保証された．

第 1 因子は身長と性別が大きな因子負荷量を示している．体重も第 2 因子の負荷量よりは小さいが関与していた．したがって，これは**体格を表す因子**と解釈する．

第 2 因子は，体重と体脂肪量が大きいので**体の重さを表す因子**と考える．

第 3 因子は年齢，10m 障害物歩行時間，片脚立位時間，長座位体前屈が分類され，**柔軟性やバランス能力を反映する因子**と考えることができる．

第 4 因子は握力と上体起こし回数が関与しているので，**筋力の因子**と考えた．

---

[6] 一般にはすべての因子負荷量を掲載するが，ここでは表を見やすくするために 0.4 以下の因子負荷量は表示していない．

表 10.1 因子分析の表

	第1因子	第2因子	第3因子	第4因子
身長	0.984			
性別	0.546		0.422	0.472
体重	0.542	0.823		
体脂肪量		0.747		
年齢			0.701	
$10m$ 障害物歩行時間			0.640	
片脚立位時間			-0.508	
長座位体前屈			-0.423	
握力	0.413			0.648
上体起こし回数				0.565
寄与率	33.25 %	19.59 %	15.67 %	11.15 %

表 10.2 因子相関行列

	第1因子	第2因子	第3因子	第4因子
第1因子	1	-0.048	-0.032	0.427
第2因子		1	-0.031	-0.181
第3因子			1	-0.133
第4因子				1

表 10.2 を見ると，第 1 因子（体格を表す因子）と第 4 因子（筋力の因子）が $r = 0.427$ で中等度の相関関係がみられ，それ以外はほとんどみられなかった．

■■■■■■□□□□□□□□□□□□□□□□□□□□□□□□□□□□□□□□■■■■■■

と書く．

ところで，じつはこの**解析**はうまくいっていないことに気づいているだろうか．図 10.14 で表の下で "反復中に 1 つまたは複数の 1 よりも大きい共通性推定値がありました．……" と記載されている．これは**ヘイウッドケース**［⇒ p.168 を参照］の可能性を表している．この場合は，再解析を行う必要がある．

§10.7 ●再解析の検討

因子分析では，さまざまな共通性の推定，因子の回転があり，どれを選べばよいかといった説明をしたが，絶対に正しいという手法は存在しない．

とくに因子の回転方法によっては因子負荷量の値が異なることも多い[7]．ためしに**体力データ.sav**に対して，プロマックス法またはバリマックス法を施して比較した（図 10.21）．斜交回転による因

---

[7] 因子の解釈上は大幅に違うことは少ないようである．

子負荷行列は［パターン行列］として出力し，直交回転による因子負荷量は［回転後の因子行列］と出力される．

多少，係数の大きさの違いはあるが，解釈上は大きく異ならないようである．仮に大きく異なるようであれば，解釈のしやすいほうを選択する．どちらにするか迷うようなら，最初に決めて行った手順を優先する．ただし，できるかぎり推奨する方法で行ったほうがよいだろう．

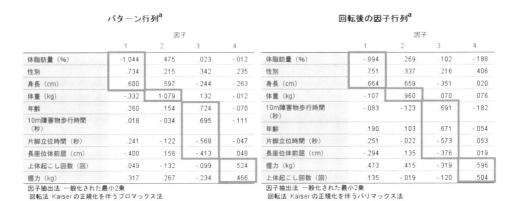

図 10.21　他の因子回転による結果

さて，図 10.21 左のプロマックス回転では，第 1 因子の［体脂肪量（％）］の**因子負荷量が −1.044** で**±1 の範囲を超えている**．これは共通性の推定に問題が起きた[†8]可能性があり，**ヘイウッドケース**と呼ばれる（p.168 参照）．じつは，上述してきた直接オブリミン法の例でも，とっくに問題が生じていた［⇒ 図 10.14 の注釈］．

ヘイウッドケースが生じるのはデータが悪いからともいい切れない．n を増やすとよいとの意見もあるが，解析段階でデータをとり直すのは大変である．

対処法として，①いくつかの変数をとり除くか[†9]，②構成変数が単一である因子の変数をとり除く（ここでは第 2 因子を構成している"体重"）対策がある．これら①②の作業を行いたくないなら，③計算エラーの起きにくい主因子法などといった共通性の推定を利用するか，④他の回転法を試す，という方法しかないだろう．

これらの変数の相関行列を見てみると（図 10.22），性別，体重，身長，体脂肪量は，それぞれ相関

[†8] 独自性が負の値になるということ．
[†9] 因子負荷量の大きい変数自体の除外を奨励している例もあるが，それ以外の変数に問題があることも多いので，一概にそうとはいえない．

§10.7 再解析の検討   195

相関

		年齢	握力 (kg)	上体起こし回数(回)	長座位体前屈 (cm)	片脚立位時間(秒)	10m障害物歩行時間(秒)	性別	身長 (cm)	体重 (kg)	体脂肪量 (%)
年齢	Pearsonの相関係数	1	-.129	-.018	-.160	-.418**	.381**	.327**	-.043	.098	-.032
	有意確率(両側)		.301	.884	.198	.000	.002	.007	.733	.433	.801
	度数	66	66	66	66	66	66	66	66	66	66
握力 (kg)	Pearsonの相関係数	-.129	1	.380**	.031	.328**	-.413**	.666**	.711**	.373**	-.459**
	有意確率(両側)	.301		.002	.807	.007	.001	.000	.000	.002	.000
	度数	66	66	66	66	66	66	66	66	66	66
上体起こし回数(回)	Pearsonの相関係数	-.018	.380**	1	.188	.061	-.201	.275*	.129	-.010	-.232
	有意確率(両側)	.884	.002		.130	.627	.106	.025	.300	.937	.061
	度数	66	66	66	66	66	66	66	66	66	66
長座位体前屈 (cm)	Pearsonの相関係数	-.160	.031	.188	1	.031	-.315**	-.246*	.026	.114	.281*
	有意確率(両側)	.198	.807	.130		.803	.010	.046	.834	.363	.022
	度数	66	66	66	66	66	66	66	66	66	66
片脚立位時間(秒)	Pearsonの相関係数	-.418**	.328**	.061	.031	1	-.405**	.082	.354**	-.076	-.305*
	有意確率(両側)	.000	.007	.627	.803		.001	.514	.004	.543	.013
	度数	66	66	66	66	66	66	66	66	66	66
10m障害物歩行時間(秒)	Pearsonの相関係数	.381**	-.413**	-.201	-.315**	-.405**	1	-.055	-.383**	-.054	.115
	有意確率(両側)	.002	.001	.106	.010	.001		.661	.002	.669	.359
	度数	66	66	66	66	66	66	66	66	66	66
性別	Pearsonの相関係数	.327**	.666**	.275*	-.246*	.082	-.055	1	.653**	.285*	-.629**
	有意確率(両側)	.007	.000	.025	.046	.514	.661		.000	.020	.000
	度数	66	66	66	66	66	66	66	66	66	66
身長 (cm)	Pearsonの相関係数	-.043	.711**	.129	.026	.354**	-.383**	.653**	1	.539**	-.456**
	有意確率(両側)	.733	.000	.300	.834	.004	.002	.000		.000	.000
	度数	66	66	66	66	66	66	66	66	66	66
体重 (kg)	Pearsonの相関係数	.098	.373**	-.010	.114	-.076	-.054	.285*	.539**	1	.343**
	有意確率(両側)	.433	.002	.937	.363	.543	.669	.020	.000		.005
	度数	66	66	66	66	66	66	66	66	66	66
体脂肪量 (%)	Pearsonの相関係数	-.032	-.459**	-.232	.281*	-.305*	.115	-.629**	-.456**	.343**	1
	有意確率(両側)	.801	.000	.061	.022	.013	.359	.000	.000	.005	
	度数	66	66	66	66	66	66	66	66	66	66

**. 相関係数は1%水準で有意(両側)です.
*. 相関係数は5%水準で有意(両側)です.

図 10.22 相関行列

パターン行列[a]

	因子		
	1	2	3
片脚立位時間(秒)	.720	-.208	.040
年齢	-.649	-.129	.131
10m障害物歩行時間(秒)	-.529	-.243	-.316
長座位体前屈 (cm)	.102	.648	.175
体脂肪量 (%)	-.101	.603	-.461
握力 (kg)	.203	-.152	.660
上体起こし回数(回)	-.106	.114	.608

因子抽出法: 一般化された最小2乗
回転法: Kaiserの正規化を伴うオブリミン法
a. 10回の反復で回転が収束しました.

図 10.23 身長,体重,性別をとり除いた結果

が高く,類似した変数と考えて体脂肪以外は解析から除外してみた.また,性別は名義尺度のデータでありかつ,男女の偏りもあるので,除外してみた.

いろいろと因子分析をくり返した結果,やはり性別と体重,身長をとり除くと問題が起こらなかった(図10.23).

第1因子がバランス能力,第2因子が柔軟性,第3因子が筋力と解釈できる.

●実践のポイント●

- 因子分析での再解析の検討は，積極的に行うべきである．
- ただし，都合の悪い変数を除外したりといった根拠のない操作は行ってはならない．
- 報告書には，なぜその変数を除外したかなどの過程を記載する．

《知識》15　因子の解釈は解析者に委ねることになる．解析者の専門領域，知識，考え方，データ解析の経験などによって意味合いは異なることもある．論文では，なぜそのように解釈したかを詳しく述べるべきである．また，解釈に自信がないときは共同研究者などの意見を積極的にもらったほうがよい．

§10.8 ● 因子分析と主成分分析

体力データ.sav のうち，性別と体重以外の変数を対象として主成分分析，因子分析（回転なし），因子分析（直接オブリミン法）を行った結果を図 10.24 に掲載した．それぞれ横軸は第 1 主成分または第 1 因子，縦軸は第 2 主成分または第 2 因子である．

主成分分析と因子分析（回転なし）は変数の配置が異なるように見えるが，縦軸の符号を変えれば（グラフを上下反転すれば）ほぼ同一の結果となっている．直接オブリミン法の結果は，たしかに変数の配置が若干変わっているが，解釈上の大きな違いはなさそうである．

図 10.24 の第 1 主成分（横軸方向）を解釈すると，身長，握力，片脚立位時間，10m 障害物歩行時間，上体起こし回数，体脂肪量といった"体格，バランス，筋力のすべての総合的な指標"となり，第 2 主成分（縦軸方向）は長座位体前屈，体脂肪量，年齢といった主に"柔軟性（高齢になれば柔軟性が低下する．体脂肪量は性別の影響を受けていると思う）の指標"と考える．

因子分析の結果も，解釈は大きく異ならない．第 1 因子が"筋力・体格の因子"，第 2 因子は，長座位体前屈が影響の大きい"柔軟性"と考える．

しかし，これらの結果が類似しているかといって，因子分析でも主成分分析でもどちらでもよいとはいえない．そもそも因子分析と主成分分析の目的の違いは留意しておかなければならない．

主成分分析は，変数を統合して未知の構成概念を作成する解析法である．体重，身長や筋力に関係するデータを評価して，総合的にまとめてみると運動能力指標と柔軟性（構成概念）が作られた，という過程である．

§10.8 因子分析と主成分分析　197

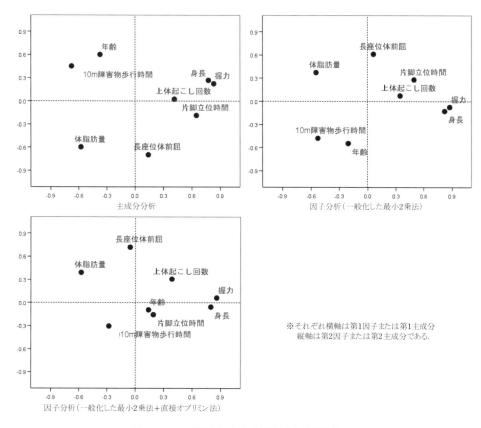

図 10.24　因子分析と主成分分析の結果比較

　因子分析は，運動能力指標と柔軟性（構成概念）の新しい指標を作成したくて，それに関連すると考えるいくつかの変数を測定し，構成概念との関連を検討するものである．こうした意味では，因子分析は新しい評価指標を考えるための手段であるともいえる．解析の対象となる変数も，体重や身長などのように客観的に評価される変数よりは，アンケート回答などの概念的な変数のほうが対象としやすい．

11 比例ハザード分析のしくみ

　比例ハザード分析は，多重ロジスティック回帰分析に似た計算方法で，適用も類似している．異なる点は，ある事象が起こっていない（たとえば 0）ときに対して，ある事象が起こる（たとえば 1）までの時間的な要因を考慮したうえで，従属変数に影響する要因を検討することである．この手法は生存分析としてよく用いられている．

> **★手法の概要**
> - ある事柄が起こった群と起こらない群の 2 群（2 値型データ）に対して，複数の変数の影響を時間的な要素も考慮して解析する．
> - 質的な従属変数（2 値型）が単数，量的または質的な独立変数が複数．
> - 観察期間の変数（時間的な要素）が単数．
> - 判別分析や多重ロジスティック回帰分析と共通で $y = a + bx_1 + cx_2 + \cdots$ の形となる．これに時間的な要素を表す変数の影響を考慮する．

§11.1 ● 比例ハザード分析とは

　比例ハザード分析 proportional hazards analysis（またはコックス比例ハザード分析 Cox's proportional hazards analysis ともいう）は，これまでに述べてきた重回帰分析や多重ロジスティッ

ク回帰分析などの回帰分析の部類に入るものである．唯一異なるのは，あることが |起こる，起こらない| とした **2値データ（0と1のような）の従属変数に対して，時間的要素を考慮した影響度を解析する点**である．従属変数を |生 = 0, 死 = 1| としたときに，死亡期間を考慮した影響要因を解析する意味で，生存分析に活用される手法でもある．

生存分析といえば**カプランマイヤー法 Kaplan-Meier analysis** という手法があるが，これは対象が時間の経過で死亡していく過程に対して1つの変数が影響するかどうかを検討するものである．比例ハザード分析は2つ以上の変数が生死に影響するかどうかを検討する多変量解析である．

比例ハザード分析は，以降の簡単な計算理論でも述べるが，多重ロジスティック回帰分析と非常に良く似ており，適用も同じである．つまり，

- 独立変数の尺度，分布型に対しては厳密な仮定をおいていない．
- 係数としてオッズ比を求めることができ，解釈が容易である．
- 各対象者につき，事象の起こる確率として求められる．

といった利点がある．このことから，多重ロジスティック回帰分析と同様，比例ハザード分析も応用範囲が広いという利点がある．

横軸に時間，縦軸に累積生存率をとると，生存曲線が描かれる（図11.1）．時間の経過で生存率の割合が減少していくという曲線である．時間当たりの死亡数が一定であれば，100人の対象から始まって1年後は90人生存，2年後は80人，3年後は70人……というふうに直線的に減少する．しかし，通常，生存100人に対して死亡率が一定（つまり生存率が一定）なのであって，死亡者数が一定ということは滅多にない．生存率が一定の場合は指数関数的に減少していく．1年間で100人中20人死亡するとすれば80％の生存率であり，2年後は $100 \times 0.80 \times 0.80$ ％となる．つまり，$y = 100 \times 0.80^t$（$t =$ 年単位の時間）と表せる．

生存率を s とすると累積生存率は $S(t) = s^t$ と表せる．生存曲線は，

$$S(t) = \exp(-\lambda t) \quad (\lambda: \text{ハザード率という定数}) \tag{11.1}$$

で表す．

t 年目におけるハザード $h(t)$（瞬間死亡率）は

$$h(t) = \frac{\frac{-dS(t)}{dt}}{S(t)} \tag{11.2}$$

となる．これは生存曲線の t 年目に起こる死亡率（曲線の傾き）を生存率で標準化した状態である．

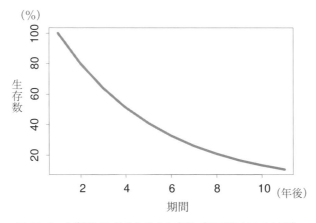

図 11.1 生存率 80 % のときの生存数（初年時 100 人対象）

　ある時点 t におけるハザード $h(t)$ が，独立変数 $x_1, x_2, \cdots, x_p$ の組み合わせにより成立するとすれば，回帰式は，

$$h(t) = h_0(t)\exp(\beta_1 x_1 + \beta_2 x_2 + \cdots + \beta_p x_p) \tag{11.3}$$

と表せる．$h_0(t)$ はすべての独立変数 $x_1, x_2, \cdots, x_p$ が 0 のときのハザードを表す．これを以下のように変形すると，

$$\log\left(\frac{h(t)}{h_0(t)}\right) = \beta_1 x_1 + \beta_2 x_2 + \cdots + \beta_p x_p \tag{11.4}$$

のように重回帰式と同じ形になる．

　この曲線を最尤法 [⇒ §5.1（p.95）] により計算し，回帰係数 β_i の推定値 b_i と標準誤差 $SE(\beta_i)$ が求まる．

　比例ハザード分析はモデルの適合度指標などが確立していない点もあり，絶対に正しい手順はいえないが，最低限の注意点を押さえておきさえすれば非常に有用な手法であると考えられている．

§11.2 ● 比例ハザード分析の手順

比例ハザード分析は図11.2のように進める．重回帰分析や多重ロジスティック回帰分析と同様な手順となる．

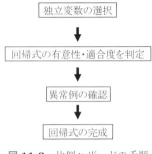

図 **11.2** 比例ハザードの手順

§11.3 ● 変数選択の方法

変数選択の基準は，多重ロジスティック回帰分析と同じである［⇒ §5.3（p.100）］．
SPSSでは，

- 強制投入法
- 変数増加（減少）法：尤度比
- 変数増加（減少）法：Wald
- 変数増加（減少）法：条件付

がプログラムされている．

SPSSでは変数増減法がプログラムされていないため，あらかじめ解析の前に変数増加法か減少法かを行うと決めておく．"**強制投入法**"は解析者が自由に独立変数を決めて解析できる方法である．
比例ハザード分析では，多重ロジスティック回帰分析と同様に，"**変数増加（減少）法：尤度比**"を選ぶようにする．"**Wald**"は各変数の有意性を基準に選択していく方法であるがあまり勧められない．また，"**条件付**"は尤度比を使う選択法なのだが，変数増加させたときの再評価のアルゴリズムが省略されるのであまり勧められない．

§11.4 比例ハザード分析の有意性を判定する指標

◎ 11.4.1　回帰式の要約

　SPSSでは回帰式の要約として，$-2\times$ 対数尤度［⇒ 5.3.1項（p.101）］が出力される．これは絶対基準ではなく相対基準である．変数選択法を指定した場合，ステップごとの対数尤度が出力される．1つ前のステップにおける対数尤度と現在のステップにおける対数尤度の差を，モデル χ^2 値で検定して有意に減少した場合は現在のステップを採用するという方法で選択する．

◎ 11.4.2　係数・ハザード比

　比例ハザード分析では回帰係数が出力されるが，各独立変数の影響の大きさについては**ハザード比 hazard ratio** を参照する．これは多重ロジスティック回帰分析でいうところのオッズ比に相当する．ハザード比は，ある独立変数の存在する場合と存在しない場合の事象が起こるまで（生死判別の場合は，死亡が起こるまで）の時間の比である．

　個々の独立変数について出力される有意確率（p）はワルド統計量による検定である．各変数の有意確率は $p < 0.05$ であることが望ましい．ただし個々の変数の有意性をみて独立変数を選択するワルド検定は推奨できず，尤度比検定による方法を優先させる．

　ハザード比は，独立変数の単位に依存せず，「従属変数に対する影響の大きさは〇〇倍である」というふうにわかりやすい表現が可能である．比例ハザード分析により，偏回帰係数と同じように他の独立変数の影響をとり除いた**調整ハザード比 adjusted hazard ratio** として出力される．

　調整ハザード比も多重ロジスティック回帰分析の調整オッズ比と同様，その独立変数が "1" だけ変化したときのハザード比を出力している．

●実践のポイント●

- 比例ハザード分析では多重ロジスティック回帰分析の変数選択と同様に，尤度比検定を優先する．
- 各独立変数の有意性をみるワルド検定は，尤度比検定の次に選択される．
- 独立変数の影響度合いは，ハザード比で判断する．解釈はオッズ比と同様である．

§11.5 ● 回帰式の適合度指標

◎ 11.5.1 ハザード比の一定性

　質的データの独立変数に対しては，カテゴリーごとにハザード比が一定であることを確認する．ほとんどは独立変数の有意性が有意水準を満たしていないときに一定でないことが多いので，ワルド検定の結果を観察して疑うようにする．

　これを確認するには**ログマイナスログ log–log** のグラフを利用する．カプランマイヤー法の累積生存曲線を観察して判断する方法でもよい．各カテゴリーの曲線（階段状）が平行しているように見えれば一定であると判断する．

　順序尺度データのハザード比が一定でない場合は，ダミー変数化を行って検討する．

◎ 11.5.2 時間依存の共変量

　ログマイナスログのグラフで，カテゴリーごとの生存曲線が交差しているような変数は，ある一定の時間が経過すればカテゴリーによって，作用が逆転することを意味する．この場合は，回帰式に時間依存の共変量を設ける必要がある．

　しかしこの解釈は困難な場合が多く，積極的には勧めない [6]．単純に，ログマイナスログのグラフを確認して解釈上の注意すべき事項として押さえておく必要はあろう．

◎ 11.5.3 DfBeta

　DfBeta は，対象ごとにその対象を含めたときと含めなかったときの回帰係数の変化量を推定する統計量である．この値が外れて出るような対象は見直しなどの検討を要する．

　その他，SPSSでは予測スコアを出力する点では機能が充実していない．DfBeta を確認する程度で十分であろう．

●実践のポイント●

- 独立変数が質的データの場合は，ログマイナスログのグラフを観察してハザード比の一定性を確認する．
- 予測の外れ値の目安としては DfBeta を確認する程度でよいだろう．

12 比例ハザード分析の実際

本章では SPSS を使用した比例ハザード分析の解析手順を述べる．解析手順の概要は，図 12.1 のとおりである．

図 12.1 比例ハザード分析の手順

§12.1 ● SPSSによる事前準備の手順

基本的には多重ロジスティック回帰分析と同じであるが，複雑な情報は出力されないので判断は簡単である．

◎ 12.1.1 名義尺度データのダミー変数化

名義尺度データは 0-1 型のダミー変数へ変更する必要がある．§4.3（p.67）を参考に加工する．比・間隔・順序尺度データのダミー変数化は，§6.3（p.114）を参照する．

◎ 12.1.2 多重共線性

多重共線性も問題があるので，事前に相関行列表［⇒ §4.4（p.70）］を作成して，独立変数間の相関係数の絶対値 $|r|$ が 0.9 以上をとる組み合わせがないか確認して，いずれか一方を削除する．

◎ 12.1.3 標本の大きさと独立変数の数

適切な結果を得るための標本の大きさと独立変数の数の関係に関しては，4.1.3 項（p.61）を参照されたい．

◎ 12.1.4 交互作用項

あまり勧められないが，独立変数間の相互関係（一方が変化すると他方の変数も変化すると仮定するとき）が無視できないときには，交互作用項を設けてもよいだろう［⇒ 4.1.4 項（p.62）］．

§12.2 ● SPSSによる事前準備の手順

・使用するデータ：転倒データ.sav

> **解析の目的：** 75人の地域在住高齢者を対象として，身長（cm），体重（kg），体脂肪率（%），握力（kg），片足立ち（秒），過去1年の入院歴｛あり，なし｝，過去1年間の立ちくらみ経験｛あり，なし｝，過去1年間ほとんど毎日朝食を食べているか｛はい，いいえ｝，過去1年間の運動習慣（1週間におよそ何日行っているか），過去1年間の（平均的な）睡眠時間などを評価・測定した．
>
> その後，1か月おきに少しずつ対象の転倒の有無を調査していった．調査し得た時期に転倒を経験していれば"あり"，経験していなければ"なし"と記録し，調査時期を転倒発生までの期間とした．たとえば，評価してから6か月経過したときに転倒していれば，転倒経験は"あり"，転倒発生までの期間は"6"となる．評価後10か月時の調査において転倒していなければ，転倒経験は"なし"，転倒発生までの期間は"10"となる[†a]．転倒経験の有無に対し，転倒発生までの期間を考慮したときにどの変数が影響するか，を知りたい．これに対して比例ハザード分析を適用する．
>
> ---
> [†a] 転倒経験"なし"の者は，その後転倒したかどうかはわからない．あくまで調査時にどの状態かを記載する．

《知識》16 比例ハザード分析はもともと生死の判断に用いられる生存分析であるが，時間的要因を考慮すべきと考える従属変数の事象が｛起こる・起こらない｝といった分類であれば応用可能である．

◎ 12.2.1 データの尺度

比例ハザード分析では多重ロジスティック回帰分析と同様に，データの尺度は問題としない．したがって，事前の確認は必要ない．

◎ 12.2.2 正規分布から極端に逸脱した変数はないか？

これも多重ロジスティック回帰分析と同様，データの母集団分布はどんなものであってもよいので，事前にデータが正規分布に従うかの検定は不要である．

しかし，あまりにも正規分布からかけ離れたデータであれば適合度が悪くなる可能性もあるので，事前にヒストグラム程度は観察しておくとよい．§6.4（p.116）を参照してヒストグラムを観察しよう．

◎ 12.2.3 多重共線性の確認

多重ロジスティック回帰分析と同様，比例ハザード分析でも VIF のような多重共線性の診断結果は出力されないので，事前に相関行列表または散布図行列を観察する．

散布図行列の出力は，§6.5（p.117）と同様の手順で行う．

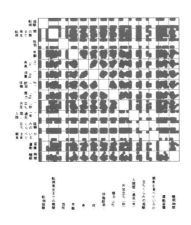

図 12.2　転倒データの散布図行列

この図は縦軸の変数名が左右逆に出力されて，おかしいように思われるが，SPSS の出力をそのまま掲載しているためである．

実際に出力すると図 12.2 のようになるが，これでは細かすぎて何がどうなっているのかよくわからない．変数が多いときは最初からいくつかの変数に絞って出力するようにする．

散布図が煩雑なときは点の大きさを小さくすると見やすくなることもある．

図 12.3 のように，散布図をダブルクリック（①）すると[図表エディタ]が現れる．そのなかの散布図の点の上でダブルクリックする（②）と，[プロパティ]ウインドウが出てくる．

③[サイズ(S)]に点の大きさとして"1"を入力する．その後，④ 適用(A) をクリックすると散布図の点が小さくなる．あまりに小さいようであれば，③のところで，"1"ではなく 2 や 3 に変更する．最後に⑤ 閉じる をクリックで[プロパティ]ウインドウが閉じ，⑥ ✕ をクリックして[図表エディタ]ウインドウも閉じる．

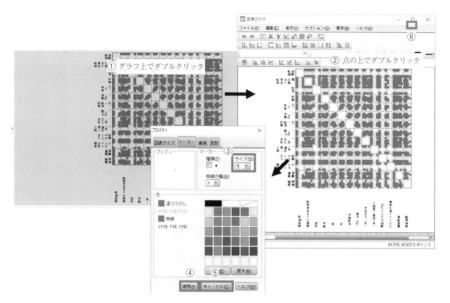

図 12.3 散布図の点の大きさを変える手順

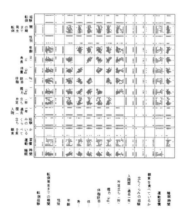

図 12.4 散布図(図 12.2)の点を小さく変更

第12章 比例ハザード分析の実際

図12.2の点が小さくなって図12.4のように変更される．しかしこの図には0-1型のダミー変数も混在しているので，点が集中しすぎて理解できない．ダミー変数との関係については，スペアマンの順位相関係数を観察するのが望ましい．

§12.3 ● SPSSによる箱ひげ図の作成

図12.5に従って作成する．

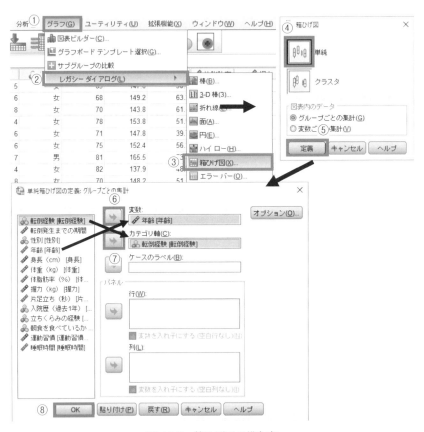

図 **12.5** 箱ひげ図の描き方

1　メニューから①[グラフ(G)] - ②[レガシーダイアログ(L)] - ③[箱ひげ図(X)]を選ぶ．
2　[箱ひげ図]ダイアログボックスが出てくるので，④の[単純] - ⑤ 定義 をクリックする．
3　⑥の ➡ をクリックして，[変数(V)]へ箱ひげ図を描きたい変数を移動する．ここでは**年齢**

4 箱ひげ図の群分けの変数（横軸の分類）は，⑦ ▶ で［カテゴリ軸（C）］に移動する．ここでは**転倒経験**を移動．

5 その後，⑧ OK をクリック．

箱ひげ図は図 12.6 のように出力される．

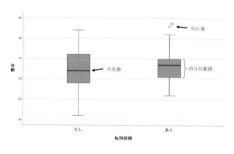

図 12.6 箱ひげ図

§12.4 ● 解析を進めるうえでの留意点

比例ハザード分析を行う際の事前に考慮する点を述べる．

◎ 12.4.1 独立変数が多いとき

事前に差の検定，相関係数，分割表の検定などの 2 変量解析を施行して，有意確率が $p = 0.05$ に近い変数を残して解析する方法は，あらゆる多変量解析の手法に共通することだが誤りである．とくに比例ハザード分析は生存時間を考慮した解析であるため，2 変量解析の結果がそのまま当てはまるとは限らない．

比例ハザード分析は複数の変数を扱えるからできるだけたくさんの変数を解析したいという気持ちもあろうが，いろいろと問題も付きまとうため，できる限り狙いを定めた独立変数に限って解析する心構えが必要である．そのうえで，$n \geq$ 独立変数の数 $\times 10 [\Rightarrow 4.1.3$ 節（p.61）] を満たすのが妥当である．

また，$n \geq$ 独立変数の数 $\times 10$ というものあくまで理想であるので，例えば $n = 20$ で独立変数が 3 つのときは解析できないわけではない．結果が出力される限り大丈夫である．しかしその結果は n が小さいために，もしかしたら n を増やすことで結果の傾向が変わる恐れがある，という可能性

が大きいことは留意しておく．

◎ 12.4.2 因果関係を明確に仮定しておく

　従属変数，独立変数の意味をよく考えて定義しておくことは重要である．原因と仮定する変数は独立変数で，結果と仮定する変数は従属変数である．インフルエンザワクチン投与の ｛あり，なし｝ を従属変数，インフルエンザの症状が ｛あり，なし｝ を独立変数とすれば，症状の ｛あり，なし｝ がワクチン投与の ｛あり，なし｝ に影響するという仮定になり，本末転倒である．

◎ 12.4.3 変数増加法と減少法を混在させないように

　「変数増加法で思うような結果が得られなかったから，こんどは変数減少法で試してみよう」という考えは良くない．あらかじめどちらの手法にすると決めたのであれば，それで決定するように心がける．

●実践のポイント●

- 比例ハザード分析の前に，2 変量解析を行って独立変数を選ぶという方法は誤りである．ただし，独立変数の間にどのような関係があるかを探索する目的であれば行っても構わない．
- 独立変数は，やみくもに増やさないようにする．

§12.5 ● SPSS による比例ハザード分析

1　図 12.7 のように①［分析（A）］- ②［生存推定値（S）］- ③［Cox 回帰（C）］を選択する．
2　図 12.8 で，① ▼ をクリックして［生存変数（I）］に転倒発生までの期間を入れる．生存変数に入れるのは，観察期間に関する変数である．
　　従属変数にしたい変数は②の ▼ で，［状態変数（U）］に入れる．ここでは**転倒経験**を投入している．
3　独立変数としたい残りの変数すべてを③ ▼ で［共変量（A）］に移動する．

§12.5 SPSS による比例ハザード分析　213

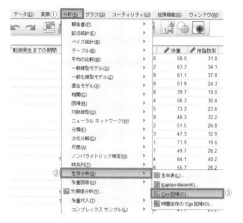

図 12.7　メニューから手法を選ぶ

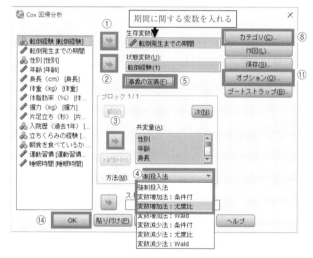

図 12.8　最初のダイアログボックス

4　④[方法(M)]の ▼ をクリックし，[変数増加法：尤度比]を選択する[1]．
5　⑤ 事象の定義(F) をクリックする．
6　図 12.9 が現れるので，⑥[単一値(S)]をチェックし，**事象の起こった状態を表す割り当て数値を入力する**．ここでは"1"を転倒ありと定義しているので，"1"を入力する．仮に，|生存，死亡| の従属変数であれば**死亡**に割り当てた数値を入力する．逆に入力しても結果の意

---

[1] ここでは尤度比による変数増加法を選んだが，変数減少法を選んでもよい．

事象の起こった状態を表す割り当て数値を入力．ここでは転倒あり=1なので"1"を入力した．

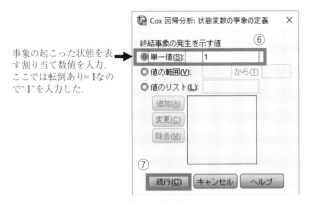

図 12.9 状態変数の事象の定義ダイアログボックス

味は変わらないが，解釈が簡単になる．その後，⑦ 続行 をクリック．

7 図 12.8 に戻るので，⑧ カテゴリ(C) をクリックする．

8 図 12.10 のダイアログボックスが現れるので，カテゴリー変数（ダミー変数）を [共変量(C)] ボックスから⑨ ▶ で [カテゴリ共変量(T)] へ移動する．その後，⑩ 続行 をクリック．

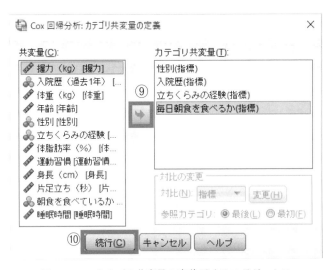

図 12.10 カテゴリ共変量の定義ダイアログボックス

9 図 12.8 に戻り，⑪ オプション(O) をクリックする．

10 図 12.11 で，⑫ [exp に関する CI(C)] にチェックを入れ，[95] を選ぶ．これはハザード比の信頼区間を設定するところである．その後，⑬ 続行 をクリックする．

11 図 12.8 で⑭ OK をクリックする．

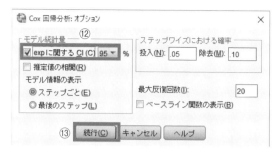

図 **12.11**　オプションのダイアログボックス

§*12.6* 比例ハザード分析の結果の評価

まず，図 12.12 を見てみよう．この解析では，すべての変数で {0，1} が入れ換わっている（図 12.12 での $(1)^b$ 列）ことに注意する．

カテゴリ変数のコーディング[a,d,e,f]

		度数	(1)[c]
性別[b]	0=男	9	1
	1=女	66	0
入院歴（過去1年）[b]	0=なし	62	1
	1=あり	13	0
立ちくらみの経験[b]	0=なし	65	1
	1=あり	10	0
朝食を食べているか[b]	0=いいえ	3	1
	1=はい	72	0

a. カテゴリ変数: 性別 (性別)
b. 指標パラメータ コーディング
c. (0,1) 変数は記録されています。そのため、その係数は、指標 (0,1) コード化と同じにはなりません。
d. カテゴリ変数: 入院歴（過去1年）(入院歴)
e. カテゴリ変数: 立ちくらみの経験 (立ちくらみの経験)
f. カテゴリ変数: 朝食を食べているか (毎日朝食を食べるか)

図 **12.12**　カテゴリ変数コーディングの出力

以降，結果の判定は，図 12.13 の順に従って進める．

1　出力された［**モデル係数のオムニバス検定**］表の①［**ステップ 3**］をみる．変数選択法を使用した場合，いずれの表においても一番下のステップが最後に決定したモデルである．**これが有意**（$p < 0.05$）**であれば作成された回帰式の有意性が保証**される．有意でなければ回帰式は役に

第 12 章 比例ハザード分析の実際

モデル係数のオムニバス検定[d]

		全体（得点）			前のステップからの変化			前のブロックからの変化		
ステップ	−2 対数尤度	カイ2乗	自由度	有意確率	カイ2乗	自由度	有意確率	カイ2乗	自由度	有意確率
1[a]	89.781	12.718	1	.000	19.985	1	.000	19.985	1	.000
2[b]	80.929	20.631	2	.000	8.852	1	.003	28.836	2	.000
3[c]	71.696	28.346	3	.000	9.233	1	.002	38.069	3	.000

a. ステップ番号 1: 片足立ち（秒）で変数が入力されました．
b. ステップ番号 2: 入院歴（過去1年）で変数が入力されました．
c. ステップ番号 3: 運動習慣で変数が入力されました．
d. 開始ブロック番号 1．方法 = 変数増加法ステップワイズ（尤度比）

① ここが $p<0.05$ であれば②へ，$p\geq 0.05$ であれば終了

方程式中の変数

④ これはハザード比の95%信頼区間である

		B	標準誤差	Wald	自由度	有意確率	Exp(B)	Exp(B) の 95.0% CI	
								下限	上限
ステップ1	片足立ち（秒）	−.058	.016	12.377	1	.000	.944	.914	.975
ステップ2	片足立ち（秒）	−.067	.018	14.311	1	.000	.935	.903	.968
	入院歴（過去1年）	−1.750	.572	9.373	1	.002	.174	.057	.533
ステップ3	片足立ち（秒）	−.055	.017	10.571	1	.001	.946	.916	.978
	入院歴（過去1年）	−1.952	.629	9.637	1	.002	.142	.041	.487
	運動習慣	−.720	.279	6.677	1	.010	.487	.282	.840

⑤ 回帰式の係数であるが，重回帰分析のように，そのままの値では使えない

③ これはハザード比である．従属変数への影響の大きさを表す

② ・すべて $p<0.05$ であれば③へ，すべて $p\geq 0.05$ であれば終了
　→ ただし，すべてが $p<0.05$ とならなくとも，③へ進んでよい
　・ほとんどが $p\geq 0.05$ であれば n が小さい，多重共線性などの問題がある

図 12.13 比例ハザード分析の結果

立たないということで解析終了となる．ここでは $p<0.01$ である．

2　［方程式中の変数］表の②の係数の有意性を見る．すべてが $p<0.05$ であればよい[†2]．この例では**片足立ち・入院歴**が $p<0.01$，**運動習慣**が $p<0.05$[†3] で有意となっている．ただし②の有意性による判定はワルド検定である．一部が有意でなくても専門的な観点から必要だと考える変数は残してもかまわない．

3　③［Exp(B)］はハザード比である．1のときはまったく影響がないことを意味し，1よりも大きいほど，または小さいほど影響力が強い[†4]．
　④はハザード比の95%信頼区間である．**片足立ち**はハザード比 0.946 で，**入院歴**は 0.142 である．ハザード比の大きさは**入院歴**のほうが大きい[†5]．95%信頼区間は片足立ち［0.916,

---

[†2] ここでは尤度比を基準としているので必ずすべてが $p<0.05$ でなければならないというわけではない．しかし，$p<0.05$ であれば望ましいということである．
[†3] 表示が $p=0.010$ となっている場合は，$p<0.05$ である．
[†4] オッズ比と同様，各変数が"1"だけ変化したときのハザード比となる．したがって，量的データ（ここでは片足立ち）のハザード比は相対的に低くなるため，純粋な影響度合いを比較するときはワルドの値を参照することもある．
[†5] 1未満のハザード比は理解が難しいので，ハザード比の逆数をとって（ハザード比で1を割って）比較すれば良い．ただし報告する時は，出力された値そのままを載せる．

0.978]，入院歴［0.041，0.487］で，いずれも範囲に 1 を含まないので有意である．

4 ⑤の［B］は回帰係数である．多重ロジスティック回帰分析のように回帰式から求めた値は参考とならないので，式を構築する必要はないだろう．

この解析では，転倒まで期間を考慮した転倒の有無に影響する変数は片足立ち，入院歴，運動習慣が影響することがわかった．

● モデル適合度の解釈

比例ハザード分析では正判別率などの結果が出力できない．じつのところ，決定的な適合度指標が提唱されていないという事実もあり，上述した判断基準が妥当であろう．その他，以下のようなことについても検討しておけばよいかもしれない．

● 標本の大きさ n と独立変数の数 p

この結果では独立変数が 3 つであった．対して n が大きいので，この点の問題はない．

● 多重共線性は存在しないか？

比例ハザード分析でも［VIF］といった指標がないので，相関行列表［⇒ §4.4（p.70）］を確認する．実際に作成してみると，とくに大きな値を示す相関係数は見あたらないため，多重共線性は存在しないと考える．

§12.7 ● 適合度の評価

質的データであれば，ログマイナスログの平行性を確認できる．また DfBeta の出力も可能である．

■ ログマイナスログと **DfBeta** の出力手順

1 図 12.14 に従って，まず①　　で［共変量（A）］に入っている変数のうち，さきの図 12.13 の結果で選択された独立変数だけ（片足立ち，入院歴，運動習慣）を残して左の変数ボックスに戻す．
2 ②［方法（M）］の　　をクリックして，［強制投入法］を選択する．
3 ③ 作図（L） をクリックする．
4 図 12.15 で，とりあえず④［作図の種類］の部分をすべてチェックする．ログマイナスログの出力だけでよければ，［ログマイナスログ（L）］のチェックだけでよい．
5 ［作図する共変量の値（C）］からログマイナスログを描きたい変数を，⑤　　で［個別の線（F）］へ

218   第 12 章   比例ハザード分析の実際

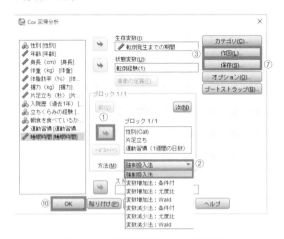

図 **12.14**　強制投入法による再検討

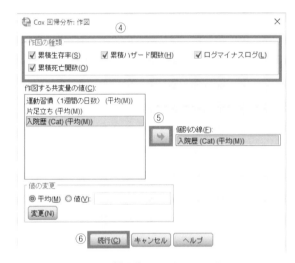

図 **12.15**　［作図］のダイアログボックス

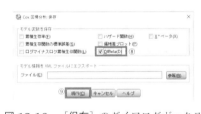

図 **12.16**　［保存］のダイアログボックス

★ SPSS Ver.16 では，バグがあってこの⑧が選択できない（東京図書編集部）．

移動する．ただし，カテゴリ変数以外は投入できない．そして⑥ 続行 をクリック．

6　図 12.14 に戻って，⑦ 保存(S) をクリックする．

7　図 12.16 で⑧［DfBeta(D)］にチェックを入れて，⑨ 続行 をクリックし，図 12.14 に戻るので⑩ ＯＫ をクリックすると，結果が出力される．

12.7.1 ハザード比の一定性

ログマイナスログは，図12.17で出力される．

入院歴ありとなしの線は平行性を保っていると判断できる．線の間隔が期間を経て開いていくとか狭まっていくようであれば，組みこむべきではない変数となる．

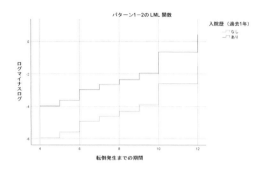

図 12.17　ログマイナスログのグラフ

12.7.2 DfBeta の確認

DfBetaはデータに追加した形で出力される（図12.18）[6]．

睡眠時間	DFB1_1	DFB2_1	DFB3_1
8	.02414	.00000	.00045
9	-.00048	-.00031	.02429
7	.00611	-.00004	.00515
8	.01571	.00001	.00027
7	.03932	.00013	.00034
8	.03175	.00023	.00010
10	.00622	.00001	.00405
9	.01207	.00007	.00013
6	.05234	.00031	-.00061
9	.01014	-.00001	.00717
6	.01581	.00012	.00012
9	.00882	.00010	.00002
12	.00770	.00002	.01029
9	.00778	.00003	.00536
10	.01097	.00016	-.00002
9	.03418	.00049	-.00078
5	.00596	.00006	.00768
9	.01006	.00016	.01046
8	.00566	.00008	.00245
7	.03202	.00094	.01916
9	-.35964	.00362	.18234

図 12.18　DfBeta の出力

例数が少ないときは，データの値をそのまま観察してもよいだろうが，グラフにすると見やすい．

■ **DfBeta のグラフ化手順**

1　図12.19のように，メニューから①[編集(E)] - ②[変数の挿入(A)]を選ぶ．

---

[6] Ver.16 ではバグのためにこの出力ができない（東京図書編集部）．

220   第 12 章　比例ハザード分析の実際

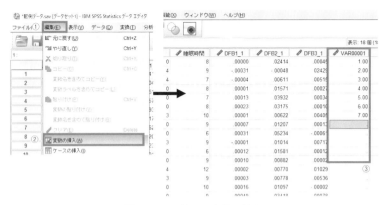

図 **12.19**　新しい変数の挿入

2　図 12.19 右のように，新しく作成された[VAR00001]の列[†7]③で，上から順に "1, 2, 3, …" と入力する．行が多いデータでは，Excel で編集後に貼りつけるとよい．

3　入力後，[変数ビュー]から変数名を "No" と入力する．しかし，変数名は変えなくても解析自体は可能である．

4　図 12.20 に従って，メニューから①[グラフ(G)] – ②[レガシーダイアログ(L)] – ③[散布図/ドット(S)]を選ぶ．

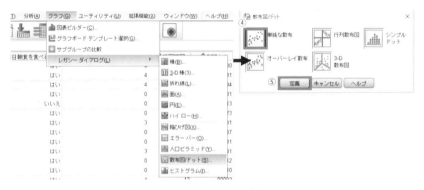

図 **12.20**　メニューから手法を選ぶ

5　[散布図/ドット]ダイアログが現れるので，④[単純な散布図]をクリックし，⑤ 定義 をクリックする．

6　図 12.21 で，[Y軸(Y)]に① ▶ で **Dfbeta** 運動習慣（1 週間の日数）を移動し，[X軸(X)]に②[No]を移動する．そして，③ OK をクリック．

[†7]場合によっては VAR00002 となったりするが，気にせず入力してよい．

§12.7 適合度の評価　221

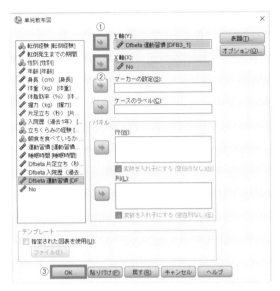

図 **12.21**　散布図の作成

図12.22のグラフが表示されるので，外れた値を見つける．グラフを眺めているだけでは何番目の症例が外れているのかわからないので，図表エディタを活用する．

図表エディタは，出力されたグラフをダブルクリック（①）すると現れる（図12.23）．

メニューの②[要素(M)] − ③[データラベルモード(A)]をクリックすると，ポインタの形が変わるので，外れた値をクリックする（④）．すると，外れた例のケース番号が表示される．

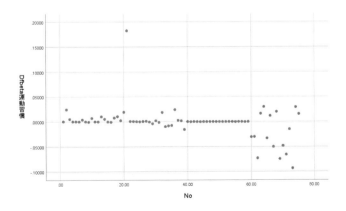

図 **12.22**　Dfbeta 運動習慣の散布図

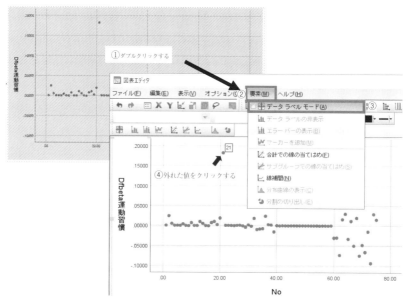

図 12.23　外れ値の行番号を表示する方法

§12.8 ● レポート・論文への記載

レポートや論文には，

- 変数のダミー変数化，変数変換を行った場合は，それに至った理由
- 多重共線性の確認を行ったか．行った場合はその手順
- 変数選択にはどの方法を使ったか
- 適合度の評価には，何を指標としたか
- 残差，外れ値の検討をしたか．行った場合はその手順

を記載する．

今回の例では，

■■■■■■■■□□□□□□□□□　論文での記述例　□□□□□□□□□■■■■■■■■

事前に変数の散布図を観察し，著しく直線関係を示すような変数は存在しなかったことを確認した．
　変数増加法（尤度比）による比例ハザード分析の結果は表 12.1 のようであった．
　モデル χ^2 検定の結果は $p < 0.01$ で有意であった．変数の有意性は，片足立ちと入院歴が $p < 0.01$，運動習慣は $p < 0.05$ であった．ハザード比の最も高かったのは入院歴，次いで運動習慣，片足立ちの順に影響していた．

表 12.1 比例ハザード分析の表

	偏回帰係数	有意確率 (p)	ハザード比	ハザード比の 95 %信頼区間	
				下限	上限
片足立ち	−0.06	0.001	0.946	0.92	0.98
入院歴	−1.95	0.002	0.142	0.04	0.49
運動習慣	−0.72	0.010	0.487	0.28	0.84

モデルχ^2検定 $p < 0.01$

と書く.

13 正準相関分析

その他の手法として正準相関分析について，簡単に紹介する．

> **★手法の概要**
> - 従属変数 y に対して，独立変数 x の影響度合いを解析する．
> - 従属変数は量的かつ2つ以上
> - 独立変数は量的かつ2つ以上

SPSS で正準相関分析を行うためには，いままでのようにメニューから選択する方法ではなくシンタックスコマンドを操作しなければならず，慣れない人には難しい．活用する頻度もそれほど多いとは思えないが，重回帰分析と主成分分析を併合したような手法であるため，手法の紹介として1章構成で簡単に解説する．

§13.1 正準相関分析とは

正準相関分析 canonical correlation analysis は，従属変数 y が複数存在するときの重回帰分析と考えられる．実際に従属変数を1つにすれば重回帰分析と同じ結果が得られる．または，主成分分析にも似たような手法である．

正準相関分析は，

1. 複数の従属変数群によって表される構成概念と独立変数群の構成概念との相関を知る
2. ある従属変数とある独立変数との関連度を知る

といった目的がある．重回帰分析のように厳密な条件で予測式を構築するというよりは，従属変数群と独立変数群の相互関係と構成を解析するといった主成分分析に似たような目的で行うことが多い．

したがって，変数選択の基準などの煩わしい問題はなく，またモデルの適合度などの指標もないといった特徴があり，探索的な解析手法として考えるべきであろう．

たとえば，身長，体重といった変数群に対して，握力，腹筋力の変数群がどのように影響しているかを知りたいとき，

$$Y_1 = a_1 \times 握力 + b_1 \times 腹筋力$$
$$X_1 = c_1 \times 身長 + d_1 \times 体重$$

といった 2 つの式を作り，Y_1 と X_1 の相関を最大にするような係数 $a_1 \sim d_1$ を決定する，というのが正準相関分析の手法である．そして主成分分析の時と同じように，Y_1 と X_1 と無相関で，Y_2 と X_2 の相関が最大になるような 2 つめの変量，

$$Y_2 = a_2 \times 握力 + b_2 \times 腹筋力$$
$$X_2 = c_2 \times 身長 + d_2 \times 体重$$

を作り，次に 3 つめの変量を……，というふうに順次求めていく．Y_1 と X_1 を第 1 正準変量 **canonical variates**，Y_2 と X_2 を第 2 正準変量と呼ぶ．

$a_1, b_1, \cdots c_2, d_2$ の係数は**重み係数**（または**パターン係数**）と呼ばれる．Y とそれを構成する握力，腹筋力との相関係数，X とそれを構成する身長，体重との相関係数を**正準負荷量 canonical loadings**（または**構造係数**）と呼ぶ．これらは，重回帰分析でいえば偏回帰係数や偏相関係数，主成分分析でいえば主成分負荷量のようなものである．

また，X 変数群と Y 変数群の相関係数を**正準相関係数 canonical correlation coefficient** という．

正準相関係数も重回帰分析や主成分分析と同様，パラメトリックな手法であり，原則としては従属変数，独立変数ともすべて正規分布に従うことが望ましい．

§13.2 ● 解析を進めるうえでの留意点

留意点は重回帰分析と同様である［⇒ §4.7（p.77）］．しかし，前述したとおり予測式を作るというよりは変数相互間の解析が主となるので，厳密な変数選択法は存在せず，結果の適合度評価なども充実していない．

正準相関分析は，いろいろと注意しながら解析を進めるという手法ではない．主成分分析のように変数全体の関連度を探るという考えで行うものである．

§13.3 ● SPSSによる正準相関分析

- 使用するデータ：体力データ（正準相関分析用）**.sav**
- 使用するファイル：正準相関分析のシンタックス**.SPS**

データは重回帰分析の例題とまったく同じであるが，以降の解析を簡単にするために変数名を x1, x2, x3, y1, y2, y3 に置き換えている．SPSS で正準相関分析を行うためにはシンタックスコマンドを使用する．シンタックスは，SPSS のバージョンにもよるが日本語変数名の扱えない場合もある．そうなるとややこしいので，変数名を x1, x2, … と入力している．

ここでは，握力，上体起こし回数，長座位体前屈といった体力を表すと考える変数群（従属変数 y 群）に対して，身長や体重，体脂肪といった体格を表す変数群（独立変数 x 群）がどのように影響するかを検討する．

1. まず体力データ（正準相関分析用）.sav を開いた後，正準相関分析のシンタックス.SPS も開く（図 13.1）．

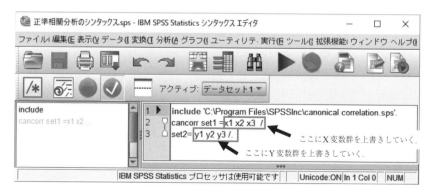

図 **13.1** 正準相関分析のシンタックスコマンド

2 開いたシンタックスの記述で，[x1]，[x2]，…，という部分に解析したい変数名を入れる．体力データ（正準相関分析用）.sav の X 変数群は **x1 ＝身長，x2 ＝体重，x3 ＝体脂肪**，Y 変数群は **y1 ＝握力，y2 ＝上体起こし回数，y3 ＝長座位体前屈**に置き換えている[†1]（図 13.2①）．体力データ（正準相関分析用）.sav のデータを解析するのであれば，このまま実行すればよいが，もし別のデータを解析する際は以下の記述手順を参照する．

3 シンタックスの記述手順は，

- ［coancorr set1 ＝］の後ろから変数名を並べていく[†2]．
- 変数名と変数名の間には半角スペースを挟む．
- Y，X とも変数はいくつでもかまわない[†3]．
- Y，X 各変数を入力した行の最後には半角で /（スラッシュ）を入れる．

という点に注意して編集する．

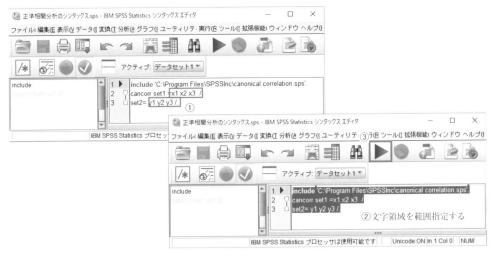

図 **13.2** 例題の設定

4 図 13.2 の②のようにシンタックスの文字領域すべてをマウスで範囲指定し，③ ▶ をクリックすると，計算が実行される．

[†1] 正準相関分析では，従属変数 Y 群と独立変数 X 群を逆にしても，結果は同じとなる．
[†2] ここで全角文字の変数名だと実行されないこともある．例題のように x1，x2，…，y1，y2，…，という入力が無難であろう．
[†3] 正準相関分析のシンタックス.SPS では Y も X も 3 つまでになっているが，少ないときは自分でつけたせばよい．

♠ 補足 ♠10　正準相関分析が実行できないとき

正準相関分析のシンタックス.SPS が実行できない原因として，正準相関分析のシンタックスファイルの指定パスが間違っているか，または正準相関分析のシンタックス（**Canonical correlation.sps**）がインストールされていないことがまず考えられる．

正準相関分析を行うためのシンタックスは，ダウンロードした正準相関分析の**正準相関分析のシンタックス.SPS** のほかに **Canonical correlation.sps** が必要である．Canonical correlation.sps は，あらかじめインストールされていることが多いが，SPSS のバージョンによっては存在しないこともある．

まず指定パスの確認であるが，ダウンロードした正準相関分析のシンタックス.SPS ではバージョン 25 の設定となっており，

　C:￥Program Files￥IBM￥SPSS￥Statistics￥**25**￥Samples￥Japanese￥canonical correlation.sps

を指定している．エクスプローラなどで canonical correlation.sps を検索し，ファイル指定パスを確認すればよい．SPSS の古いバージョンによっては，

　　　　　　　C:￥Program Files￥**SPSSInc**￥canonical correlation.sps

に存在するときもある．その場合は，正準相関分析のシンタックス.SPS 中のコマンド 1 行目

　C:￥Program Files￥IBM￥SPSS￥Statistics￥25￥Samples￥Japanese￥canonical correlation.sps

を，

　C:￥Program Files￥**SPSS**￥canonical correlation.sps

に変更する．つまり，canonical correlation.sps ファイルの存在するパスを指定する．

エクスプローラーなどでファイル検索しても canonical correlation.sps 自体が見つからないときは（滅多にないが），著者のホームページからダウンロードした本書のデータファイルにも入っているし，著者のホームページ（http://personal.hs.hirosaki-u.ac.jp/ pteiki/research/stat2/text.html）からダウンロードもできる．

ダウンロード後，canonical correlation.sps を，C:￥Program Files￥IBM￥SPSS￥Statistics￥（または C:￥Program Files￥SPSSInc￥）などに移動すれば解析できるようになる．

§13.4 ● 正準相関分析の結果

結果は英語出力でなおかつ文字の羅列となるので，解読がやや面倒である．出力全体を右クリックコピーすれば，テキストとして他のファイルに貼りつけることもできる．

```
Correlations for Set-1
        x1      x2      x3
x1   1.0000  .5387  -.4560
x2    .5387 1.0000   .3425
x3   -.4560  .3425  1.0000

Correlations for Set-2
        y1      y2      y3
y1   1.0000  .3804   .0307
y2    .3804 1.0000   .1884
y3    .0307  .1884  1.0000

Correlations Between Set-1 and Set-2
        y1      y2      y3
x1    .7110  .1295   .0262
x2    .3733 -.0099   .1137
x3   -.4593 -.2321   .2806
```

相関行列の出力．
Xをset-1, Yをset-2として出力している

図 13.3 相関行列の結果

1. 図 13.3 の [Correlations for ···] は相関行列である．それぞれ変数の相関係数が出力されている．
2. 正準相関係数と重み係数は，図 13.4①に出力されている．
   正準相関係数は高いほど，X 変量群と Y 変量群の関わり合いが高いことになり，低いときは関わり合いが低い．この係数値も相関係数の目安に従って判断すればよい（0.2 以下は関連がほとんどない）．
   正準相関係数の検定結果は，その下に出力（②）されている．第 2 正準相関係数までは $p < 0.01$ で有意だが，第 3 重相関係数は有意でないため，第 2 正準変量までの解釈で十分である．
3. X 変数群と Y 変数群の標準化された重み係数を見る．重み係数は，重回帰分析でいう偏相関係数に相当するものである．図 13.5 は正準負荷量（構造係数）の結果である．どちらかというと**重み係数よりは正準負荷量を解釈したほうがよい**といわれる [5]．
   正準負荷量をみると第 1 正準変量では x1 = 身長，x3 = 体脂肪，x2 = 体重（③）の順に y1 = 握力（③'）への影響度が高く，第 2 正準変量では x3 = 体脂肪，x2 = 体重，x1 = 身長（④）の順に y3 = 長座位体前屈（④'）へ高く影響しているといえる．第 3 正準変量は正準相関係

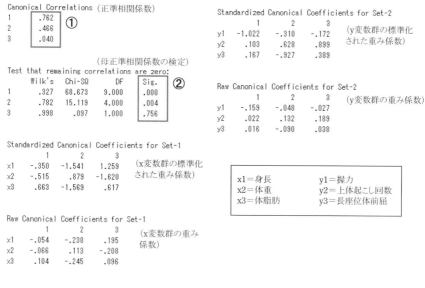

図 13.4　正準相関係数と正準変量

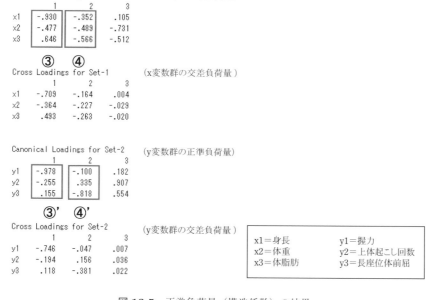

図 13.5　正準負荷量（構造係数）の結果

数が有意でなかったため，解釈しない．

最低限，これくらいの結果を読めば十分である．

最後のほうに出力（図13.6）されている**冗長性分析 redundancy analysis** は，主成分分析でいう固有値のようなものである．X変数群が各正準変数のXに及ぼす影響力，X変数群が各正準変数のYに及ぼす影響力，Y変数群が各正準変数のYに及ぼす影響力，Y変数群が各正準変数のXに及ぼす影響力といった4つの冗長性係数 redundancy index が出力される．

図13.6の囲み部分2つは，X変数群が各正準変数のXに対する冗長性係数（上の囲み）と，Y変数群が各正準変数のYに対する冗長性係数（下の囲み）である．図中の[CV1-1]とはX変数群が第1正準変数のXに対する冗長性係数を意味し，最も大きい値を示している．

その他，交差負荷量なども出力されるが，詳細については柳井 [4] などを参照されたい．

●実践のポイント●

- 正準相関分析による変数の影響を読みとる際には，重み係数ではなく正準負荷量を解釈する

♠ 補足 ♠11　正準負荷量と重み係数

　ここでは正準相関分析の結果で，正準負荷量（構造係数）を読みとったが，重み係数（パターン係数）を読みとる場合もある．両者は似た傾向を示すが，重み係数が変数間の相関の程度に影響を受ける性質を考慮すれば，正準負荷量を解釈したほうが妥当である [5]．

§13.4 正準相関分析の結果

Redundancy Analysis: (冗長性分析[主成分分析でいう固有値のようなもの])

Proportion of Variance of Set-1 Explained by Its Own Can. Var. (X変数群のX変数群に対する冗長性)

	Prop Var
CV1-1	.503
CV1-2	.227
CV1-3	.269

Proportion of Variance of Set-1 Explained by Opposite Can.Var. (X変数群のY変数群に対する冗長性)

	Prop Var
CV2-1	.293
CV2-2	.049
CV2-3	.000

Proportion of Variance of Set-2 Explained by Its Own Can. Var. (Y変数群のY変数群に対する冗長性)

	Prop Var
CV2-1	.349
CV2-2	.264
CV2-3	.387

Proportion of Variance of Set-2 Explained by Opposite Can. Var. (Y変数群のX変数群に対する冗長性)

	Prop Var
CV1-1	.203
CV1-2	.057
CV1-3	.001

図 13.6　冗長性の結果

§13.5 ● レポート・論文への記載

レポートや論文には,

- 変数のダミー変数化,変数変換を行った場合は,それに至った理由
- 相関の高い変数どうしのいずれか一方を除外しているか.
- 各正準相関係数の提示
- 各正準変量の提示(表として提示するのが望ましい)

を記載する.

ここではとくに,変数の操作は行っていないので,出力された結果だけを記載する.

■■■■■■■■□□□□□□□□ 論文での記述例 □□□□□□□□■■■■■■■■

正準相関係数と正準変量の結果は表 13.1 のとおりであった.
第 1 正準変量では正準相関係数が $r = 0.762$ ($p < 0.01$) で,身長,体重,体脂肪の順に握力への影響度が高く,第 2 正準変量では体脂肪,体重,身長の順に上体起こし回数へ高く影響していた(正準相関係数 $r = 0.466$; $p < 0.01$).第 3 正準変量は正準相関係数が $r = 0.040$ で有意でなかった($p = 0.756$)ため,解釈しない.

表 13.1 正準相関分析の表

		第 1 正準変量	第 2 正準変量	第 3 正準変量
$x1$	身長	−0.930	−0.352	0.105
$x2$	体重	−0.477	−0.489	−0.731
$x3$	体脂肪	0.646	−0.566	−0.512
$y1$	握力	−0.978	−0.100	0.182
$y2$	長座位体前屈	−0.255	0.335	0.907
$y3$	上体起こし回数	0.155	−0.818	0.554
	正準相関係数	0.762	0.466	0.040

■■■■■■■■□□□□□□□□□□□□□□□□□□□□□□□□■■■■■■■■

■引用文献，その他
- [1] 対馬栄輝：『SPSSで学ぶ医療系データ解析』東京図書，2007.
- [2] 芝祐順ほか（編）：『統計用語辞典』新曜社，1984.
- [3] 奥野忠一ほか：『続多変量解析法』日科技連出版社，1983.
- [4] 柳井晴夫：『多変量データ解析法——理論と応用』朝倉書店，1998.
- [5] 繁桝算男ほか（編）：『Q & A で知る統計データ解析』サイエンス社，1999.
- [6] 丹後俊郎ほか：『ロジスティック回帰分析』朝倉書店，1996.
- [7] 高橋善弥太：『医者のためのロジスティック・Cox 回帰入門』日本医学館，1995.
- [8] 松尾太加志ほか：『誰も教えてくれなかった因子分析』北大路書房，2002.
- [9] Cronbach LJ：Statistical Tests for Moderator Variables:Flaws in Analyses Recently Proposed. Psychological Bulletin 102：414-417,1987.

索引

■欧文

[ギリシャ文字]
α 16
β 17

[A]
adjusted hazard ratio 203
adjusted odds ratio 102
AIC 51, 83
Akaike's Infomation Criterion
.... 51
alternative hypothesis 14

[B]
backward selection method. 45
Bartlett test of sphericity .. 143
Bayesian Information
Criterion 51
BIC 51, 170

[C]
canonical correlation analysis
.... 36, 225
canonical correlation
coefficient 226
canonical loadings 226
canonical variates 226
category 2
category data 2
Central Limit Theorem 10
chi-square distribution 18

coefficient of association ... 119
coefficient of determination. 50
coefficient of variation(CV) .. 8
common factor 33, 166
common factor loading 33
communality 139, 168
component loading 32, 141
component score 143
confidence coefficient 13
confidence interval 13
Cook's distance 55
correlation ratio 119
Cox & Snell's R^2 102
Cox's proportional hazards
analysis 199
Cramér's measure of
association 119
criterion variable 25, 41
critical region 16
cumulative proportion 140

[D]
degree of freedom 17
dependent variable 25, 41
descriptive statistic 5
DfBeta 204
diagnostic statistics 105
direct oblimin method 172
distribution 9
distribution free test 19
dummy variable 57

Durbin-Watson ratio 54

[E]
eigen value 138
eigen vector 138
eigenvalue problem 138
equmax method 171
error factor 166
expectation 5
explanatory variable 26, 41
external criterion 26, 41

[F]
F-distribution 19
factor analysis 165
factor loading 33, 166, 175
factor score 176
forward selection method.... 45
forward-backward stepwize
selection 46
FPE 52

[H]
hazard ratio 203
Heywood case 168
Hosmer-Lemeshow test 104

[I]
improper solution 168
independent variable 26, 41
influential observations 54
interval estimation 12

interval scale 3

[K]

Kaiser-Guttman rule 173
Kaiser-Meyer-Olkin Measure of
　　Sampling Adequacy
　　....................... 143
Kaplan-Meier analysis 200

[L]

Lagrange multiplier method
　　....................... 137
latent variable 33
level of significance 16
likelihood ratio test 101
log‐log 204
logistic curve 98

[M]

Mahalanobis generalized
　　distance 55
Mallows's C_p 51
maximum likelihood method
　　.................. 98, 169
mean 5
measure of central tendency . 5
measure of dispersion 6
median 6
mode 6
Model chi-square 101
multicollinearity 60
multiple correlation coefficient
　　........................ 49
multiple correlation coefficient
　　adjusted for the
　　degrees of freedom 50
multiple logistic regression
　　analysis 95
multiple regression analysis 42
multivariate analysis 25

[N]

Nagelkerke's R^2 102

negative predictive value ... 105
Newton-Raphson method ... 99
nominal scale 2
nonparametric test 19
normal distribution 9
null hypothesis 14

[O]

object variable 25, 41
oblique factor rotation 171
odds 97, 102
odds ratio 99, 102
ordinal scale 3
orthogonal factor rotation. 171
outlier 6, 53

[P]

parameter 4
parametric test 19
partial correlation coefficient
　　........................ 49
partial regression coefficient
　　............... 29, 42, 48
pearson residual 105
Pearson's product moment
　　correlation coefficient
　　....................... 118
phi coefficient 119
point estimation 12
population 4
population mean 5
population variance 7
positive predictive value ... 105
power 17
power transformation 63
predictive accuracy 105
predictive variable 26, 41
principal component analysis
　　....................... 135
principal factor method 170
promax method 172
proportion 50

proportional hazards analysis
　　....................... 199

[Q]

quantification method of the
　　first type 38
quantification method of the
　　second type 38
quantification method of the
　　third type 38
quartile deviation 8
quartimax method 171

[R]

range 8
ratio scale 3
redundancy analysis 232
reference group 59
regression analysis 41
regression coefficient 29
residual 52
rotation of factor loadings
　　....................... 170

[S]

sample 1
sample mean 5
sample size 2
sample variance 7
sampling distribution 17
scale 2
sensitivity 104
Shapiro-Wilk test 20
simple structure 170
Spearman's rank correlation
　　coefficient 118
specific factor 33, 166
specificity 105
standard deviation 6
standard error (SE) 7
standard normal distribution
　　......................... 10

standardization 10
standardized partial regression
　　　　coefficient 48
standaridized residual 52
stepwise method 45
Studentized residuals 53

[T] ─────
t-distribution 18
testing statistical hypothesis
　　　　..................... 14
transformation of variable .. 63
trimmed mean 6
type I error 17
type II error 17

[U] ─────
unbiased variance 7
unique factor 33, 166
unweighted least squares
　　　　method 169

[V] ─────
variable 1
variance 7
variance inflation factor 60
varimax method 171
VIF 60

[W] ─────
Wald test 101
weighted least squares method
　　　　..................... 169

■ 和文

[あ行] ─────
赤池の情報量規準（AIC）.... 51
アンダーソン・ルビン法 176
一般化した最小2乗法 169
因子得点 176
因子の回転 170
因子負荷量 33, 166, 175

因子分析 33, 165
陰性反応的中度 105
影響の大きい観測値 54
エカマックス法 171
F 分布 19
オッズ 97, 102
オッズ比 99, 102
オッズ比の自然対数 108
重み係数 226
重み付き最小2乗法 169
重み付けのない最小2乗法 .. 169

[か行] ─────
回帰係数 29
回帰分析 41
回帰法 176
カイザー・ガットマン基準 173
カイザー・マイヤー・オルキンの
　　　　標本妥当性 143
χ^2 分布 18
外的基準 26, 41
カテゴリー 2
カテゴリーデータ 2, 3
カプランマイヤー法 200
間隔尺度 3
感度 104
棄却域 16
危険率 16
記述統計量 5
基準値 59
基準変数 25, 41
期待値 5
帰無仮説 14
共通因子 33, 166
共通因子負荷量 33
共通性 139, 168, 173
共通性の推定 168, 169
寄与率 50, 140, 173
クォーティマックス法 171
区間推定 12
クック統計量 55, 106

クラメールの連関係数 119
KMO 測度 143, 176
決定係数 50
検出力 17
交互作用項 62, 112, 206
構造係数 226
誤差因子 166
コックスとスネルの R^2 102
固有値 138, 168, 173
固有値問題 138, 168
固有ベクトル 138, 168

[さ行] ─────
最終予測誤差（FPE）.......... 52
最小2乗法 42
最頻値 6
最尤法 98, 169
残差 52
散布図行列 117
散布度 6
質的データ 3
四分位範囲 8
四分位偏差 8
尺度 2
斜交回転 171
シャピロ・ウイルク検定 20
主因子法 170
重回帰式 42
重回帰分析 42, 78
重相関係数 49
従属変数 25, 41
自由度 17
自由度調整済み決定係数 50
自由度調整済み重相関係数 50
主成分得点 143
主成分負荷量 32, 141
主成分分析 31, 135
順序尺度 3
順序データの変換 180
冗長性分析 232
初期解 169

索引

シンタックスコマンド 70, 146, 225, 227
信頼区間 13
数量化 I 類 38
数量化 III 類 38
数量化 II 類 38
スクリープロット基準 173
スチューデント化された残差 . 53
ステップワイズ法 45
スペアマンの順位相関係数 .. 118
正規分布 9
正準相関係数 226
正準相関分析 36, 225
正準負荷量 226
正準変量 226
説明変数 26, 41
潜在変数 33
相関行列表 66, 70
相関比 119

[た行]

ダービン・ワトソン比 54
第 I 種の誤り 16, 17
第 II 種の誤り 17
代表値 5
対立仮説 14
多重共線性 60, 112, 206
多重ロジスティック回帰分析
.... 30, 95, 123
多変量解析 25
ダミー変数 .. 57, 58, 67, 108, 206
単純構造 170
中央値 6
中心極限定理 10
調整オッズ比 102
調整ハザード比 203
調整平均 6
直接オブリミン法 172
直交回転 171
t 分布 18
データ 1

的中精度 105
てこ比 106
点推定 12
統計値 17
統計的仮説検定 14
統計量 17
特異度 105
独自因子 33, 166
特殊因子 33, 166
特性値 4
独立変数 26, 41
トリム平均 6

[な行]

ナゲルケルケの R^2 102
ノンパラメトリック検定 19

[は行]

バートレットの球面性検定
.... 143, 176
バートレット法 176
ハザード比 203
外れ値 6, 53
パターン係数 226
林式数量化理論 38
パラメトリック検定 19
バリマックス法 171
範囲 8
判別分析 30
ピアソン残差 105
ピアソンの積率相関係数 118
ヒストグラム 73
標準化 10
標準化された残差 52
標準誤差 7
標準正規分布 10
標準偏回帰係数 48
標準偏差 6
標本 1, 4
標本の大きさ 2
標本分散 7

標本分布 17
標本平均 5
比率尺度 3
比例ハザード分析
.... 35, 199, 212
ファイ係数 119
分位数 8
不適解 168
不偏推定値 7
不偏分散 7
プロマックス法 172
分割表 119
分散 7
分散分析 38
分散分析表 48
分布 9
ヘイウッドケース 168, 194
ベイズ情報量規準（BIC）.... 51
べき乗変換 63
偏回帰係数 29, 42, 48
変数 1
変数減少法 45
変数増加法 45
変数増減法 46
変数変換 62
偏相関係数 49
変動係数 8
母集団 4
ホスマー・レメショウの適合度検定 104
母分散 7
母平均 5

[ま行]

マハラノビスの距離 55
マルチコ現象 60
マローズの C_p 51
名義尺度 2
目的変数 25, 41

[や行] ──

有意水準 16
尤度比検定 101
陽性反応的中度 105
予測変数 26, 41

[ら行] ──

ラグランジュの未定乗数 137
量的データ 3
累積寄与率 140, 173
連関係数 119

ログマイナスログ 204
ロジスティック曲線 98

[わ行] ──

ワルド検定 101

■著者紹介

対馬 栄輝（つしま えいき）

学　歴	1991 年	弘前大学医療技術短期大学部理学療法学科 卒業
	2000 年	弘前大学 大学院 理学研究科 情報科学専攻（統計学，データ解析学）修了
	2006 年	弘前大学 大学院 医学研究科（公衆衛生学講座）修了
職　歴	1991 年	津軽保健生活協同組合 健生病院 勤務
	1997 年	弘前大学 医療技術短期大学部 理学療法学科（助手）
	2000 年	弘前大学 医学部 保健学科 理学療法学専攻（助手）
現　在		弘前大学大学院 保健学研究科 総合リハビリテーション科学領域（准教授）
		医学博士，理学修士，理学療法士，専門理学療法士（運動器）
所属学会		日本理学療法士協会，日本運動器理学療法学会，日本股関節学会，日本老年医学会，日本公衆衛生学会，理学療法科学会
著　書		『医療系研究論文の読み方・まとめ方』（2010，東京図書）
		『医療系データのとり方・まとめ方 第 2 版』（2021，東京図書（共著））
		『よくわかる医療統計』（2015，東京図書）
		『SPSS で学ぶ医療系データ解析 第 2 版』（2016，東京図書）

●カバーデザイン＝高橋敦（ロングスケールデザイン）

SPSS（エスピーエスエス）で学ぶ医療系多変量（いりょうけいたへんりょう）データ解析（かいせき） 第 2 版（だいにはん）

2008 年 10 月 25 日　第 1 版第 1 刷発行　　©Eiki Tsushima 2008, 2018
2018 年 6 月 25 日　第 2 版第 1 刷発行　　Printed in Japan
2025 年 2 月 25 日　第 2 版第 6 刷発行

著者　対馬 栄輝
発行所　東京図書株式会社
〒 102-0072 東京都千代田区飯田橋 3-11-19
振替 00140-4-13803 電話 03(3288)9461
http://www.tokyo-tosho.co.jp/

ISBN 978-4-489-02290-6

● Rを、初心者でも使いやすくしたRコマンダーで、簡単に解析したい人へ

Rコマンダーで簡単！ 医療系データ解析
対馬栄輝 著　　B5判変形　定価3520円　ISBN 978-4-489-02358-3

● 分析内容の理解と手順解説，バランスのとれた医療統計入門

SPSSで学ぶ医療系データ解析
第2版
対馬栄輝 著　　B5判変形　定価3520円　ISBN 978-4-489-02258-6

● 解析手法のしくみと実際を2章構成で解説した実践的な本

SPSSで学ぶ医療系多変量データ解析
第2版
対馬栄輝 著　　B5判変形　定価3520円　ISBN 978-4-489-02290-6

● 4つのポイント"PECO"で論文を把握する

医療系研究論文の読み方・まとめ方
～論文のPECOから正しい統計的判断まで～
対馬栄輝 著　　B5判変形　定価3300円　ISBN 978-4-489-02073-5

● データを生かすと大切なことが見えてくる

医療系データのとり方・まとめ方
第2版　～実験計画法と分散分析～
対馬栄輝 著　　B5判変形　定価3520円　ISBN 978-4-489-02361-3

● 「なぜ，統計学の知識に頼るのか？」の動機から分析手法まで解説

よくわかる医療統計
～「なぜ？」にこたえる道しるべ～
対馬栄輝 著　　A5判　定価3080円　ISBN 978-4-489-02224-1